わかる！読める！

心電図ガイド

症例解説Q&A

編集

筒井健太

帝京大学医学部附属病院
循環器内科

編集協力

村川裕二

村川内科クリニック

診断と治療社

カラー口絵

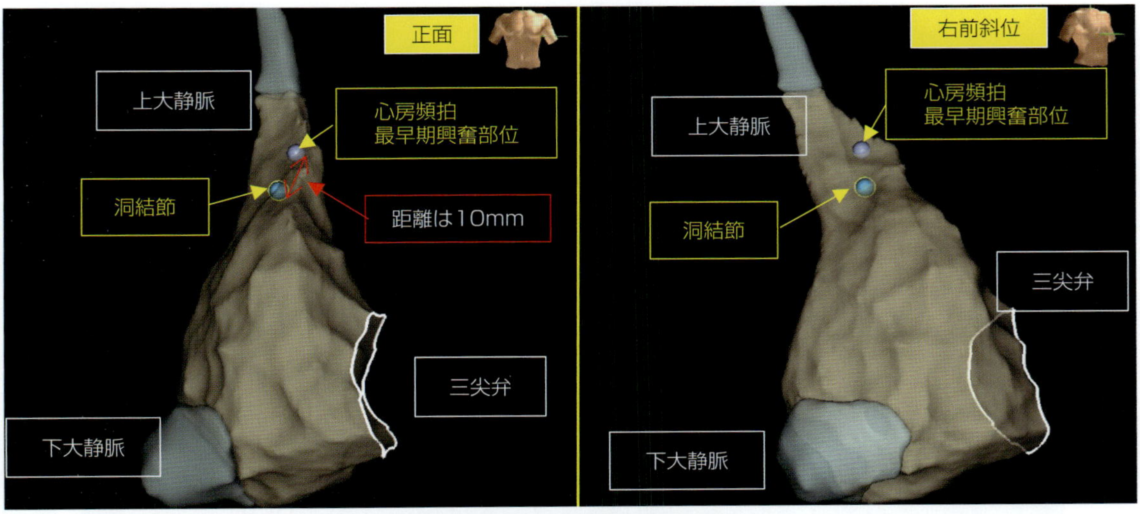

口絵① 3Dマッピング（EnSite）での心房頻拍起源と洞結節の位置関係（p.56）

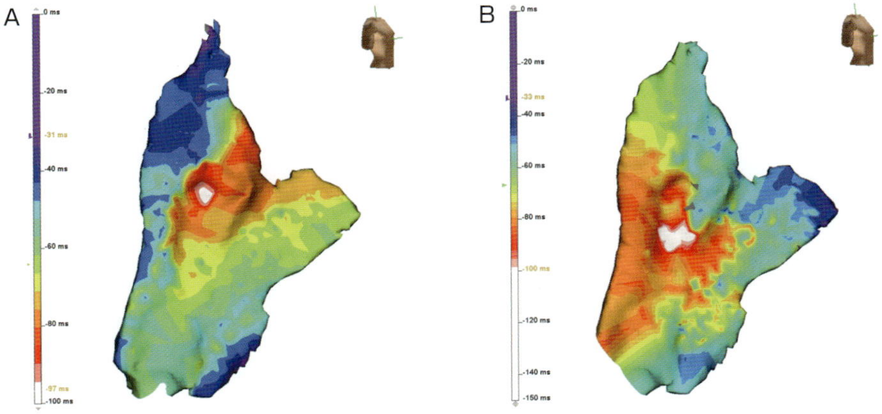

口絵② カテーテルアブレーション前（A）とカテーテルアブレーション後（B）の右房の興奮伝播マッピング（p.86）

A：心房頻拍．B：洞調律．

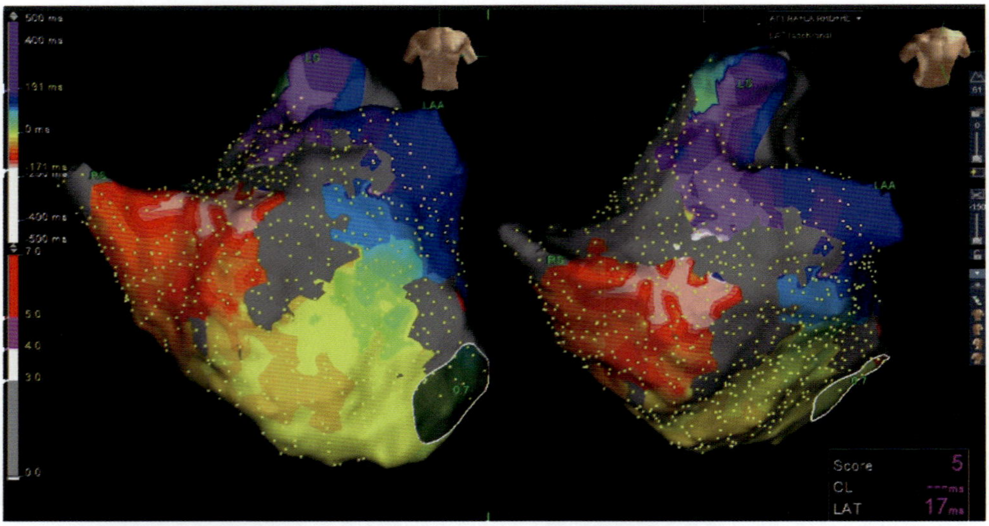

口絵③ 頻拍中の左房3Dマッピング図

左房前壁の瘢痕を周回するマクロリエントリー頻拍を呈している.（p.144）

序　文

心電図は，単なる診断ツールにとどまらず，治療方針を決定するうえでも不可欠な役割を果たしている．しかし，日々の臨床現場においては，心電図を正確に読み解き，適切な意思決定を行うために広範な知識と経験が求められる．教科書や医学論文に記載されているような所見，診断基準を機械的に暗記しあてはめるだけでは対応しきれないような微妙なケースも多い．そのため，心電図の学習と習熟は「生きた」プロセスであり，心臓の電気生理学や疾患に関する理解がすすむにつれて，常に最新の知識の獲得が必要である．

本書は，心電図の基礎知識を解説する総論と，実際の心電図を使用した24の症例解説を含むケーススタディから構成されている．これらの症例は，月刊誌「診断と治療」の連載「心電図は1枚の窓」として掲載され，現場の最前線で活躍するエキスパートたちによって執筆された．いまの空気感がよく反映されているように思う．彼ら・彼女らの経験を通じて，読者は心電図1枚から患者の状態をより正確に読み取る力を養うことができるだろう．書籍化にあたり，筆者の先生方に診療のエッセンスをワンポイントアドバイスとして追加・加筆していただいた．また，ケーススタディを読みすすめるなかで気分転換になればと思い，4編のコラムを加筆した．気軽に読んでいただけたら幸いである．

この本を手に取ってくださったすべての読者が，臨床能力を高め，より多くの患者さんに適切な診断と治療を提供できるよう，一緒に学んでいければと願う．共著者である先生方，私を編者として推薦してくれた恩師・村川裕二先生，帝京大学医学部附属病院の仲間たち，そして日々の生活を支えてくれる家族に，心からの感謝を表したい．

2024年10月

帝京大学医学部附属病院循環器内科

筒井 健太

CONTENTS

Column

執筆者一覧

編　集

筒井　健太　帝京大学医学部附属病院循環器内科

編集協力

村川　裕二　村川内科クリニック

執筆（五十音順・肩書略）

秋吉　基光　平塚共済病院循環器内科
安喰　恒輔　元 川口工業総合病院循環器内科
江里　正弘　大垣徳洲会病院循環器内科不整脈部門
岡松　秀治　済生会熊本病院心臓血管センター循環器内科
折田　義也　新古賀病院循環器内科
加藤　信孝　横浜南共済病院循環器内科
金森　健太　横浜総合病院循環器内科
篠原　徹二　大分大学医学部循環器内科・臨床検査診断学講座
簗島　直紀　健和会大手町病院循環器内科
筒井　健太　帝京大学医学部附属病院循環器内科
永井　啓行　愛媛大学大学院循環器・呼吸器・腎高血圧内科学
中村健太郎　結核予防会新山手病院循環器病センター
中村　玲奈　東京山手メディカルセンター
西山　信大　虎の門病院循環器センター内科
二宮　雄一　NHO鹿児島医療センター循環器内科
荷見映理子　東京大学医学部附属病院循環器内科
林　　秀樹　宇治武田病院循環器内科
平位　有恒　呉共済病院循環器内科
深江　学芸　長崎大学病院循環器内科
藤野　紀之　東邦大学医学部内科学講座循環器内科学分野
前田　真吾　東北医科薬科大学循環器内科
松浦　朋美　徳島大学病院循環器内科
村川　裕二　村川内科クリニック
湯澤ひとみ　三井記念病院循環器内科
吉賀　康裕　山口大学大学院医学系研究科器官病態内科学講座

第1章

総論

心電図判読で正常と異常を見分けるためのガイド

はじめに

心電図は，心臓の構造や機能，循環器系の病態や障害，薬物の影響などを推測できる，貴重な診断ツールである．心電図のこの特性は，まるで1枚の窓から心臓の，あるいは全身の様子をのぞきみているようでもある．

心電図判読は，正常所見との差異を異常として検出し，検出された所見の意味を考える作業である．心電図から得られた情報を他の臨床情報と総合して，診断や治療に結びつけることが最終的な目標といえる．

心電図には診断能力が高い疾患とそうでない疾患がある．前者は心電図波形そのものが診断や治療に直結し，不整脈や急性冠症候群が含まれる．房室ブロックや心房細動といった不整脈の診断には心電図が必須である．また，急性冠症候群では障害部位の予測が比較的正確に行える．後者には形態学的変化や非心疾患による変化などが含まれ，得られるのは間接的情報にとどまる．

いずれにせよ，具体的な治療方針を心電図診断のみで決める必要はない．病歴，身体所見，検査所見，患者背景といった情報とあわせて判断するべきである．致命的疾患や緊急性の高い病態の見逃しを避けたい．

本稿では，心電図の基本的な見方，特に注意したい点を述べる．

心電図の判読

1. 正常心電図を見慣れる

前述の通り，心電図判読で最も重要なことは，目の前の心電図が正常ではないことに気づき，所見の意味を考えることである．正常心電図（図1）は，その判断基準である．したがって，判読に慣れないうちは，正常心電図を数多く見慣れることが大切である．

正常心電図の心拍数は60～100/分で，リズムは一定である．P波は正常な形で，aVR以外の各誘導で正の極性（波に下向きの成分がない，あるいは上向きの成分が下向きの成分より大きい）を示す．PR間隔は120～200 msecで一定である．QRS波は正常な形で，100 msec以下である．正常なT波は，QRS波と同じ極性を示す．

各波形の詳細は後述する．

2. 系統的な判読が重要

心電図の判読は，所見の多寡にかかわらず，事前に決められた手順で判読すると見落としが少ない．日常診療の限られた時間で，効率よく，しかし確実に判読するためのポイントを示す（図2）．

最初に，全体を俯瞰して，記録に問題がないかを確認し，調律を診断する（図2A，青矢

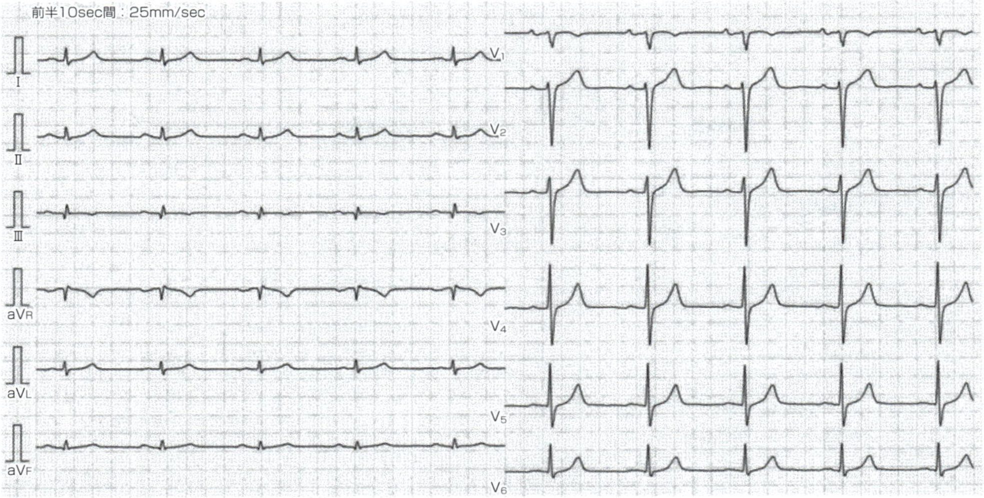

図1 正常心電図

正常洞調律で，QRS波，ST部分，T波，QT時間いずれも特記所見がない．心拍数は約60/分で整．頻拍でも徐脈でもなく，期外収縮を認めない．

A　全体を俯瞰する

クオリティ・チェック

↓

調律をみる

- 心拍数を計算する
- P波の有無，向きを確認
- P波とQRS波の関係を確認
- 期外収縮を判読

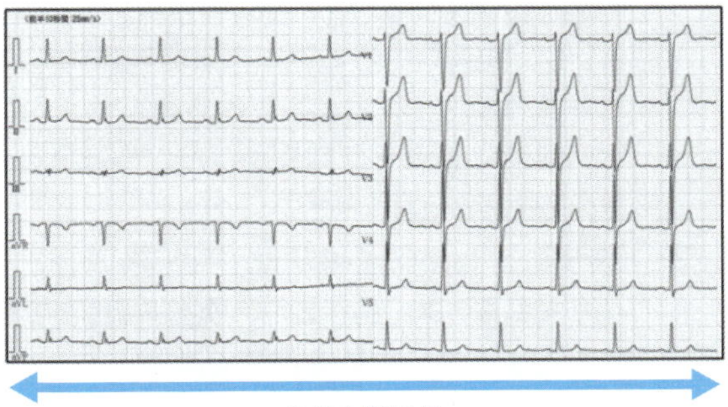

B　成分ごとにみる

QRS波を判読

↓

ST部分を判読

↓

T波を判読

↓

QT時間を判読

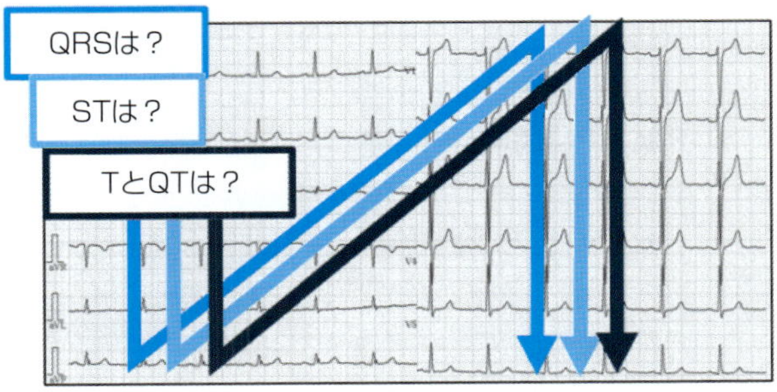

成分ごとに視線を縦に走らせると見落としが少ない

図2 心電図判読の流れ

A：全体を俯瞰し，主に調律を診断する．

B：成分ごとに視線を縦に走らせ，12誘導すべてを確認しながら所見をとると，見落としが少ない．

印で示すように，全体像をとらえるように意識する）．次に，QRS波，ST部分，T-QT部分と，各成分に視線を縦に走らせて12誘導を確認して所見をとると，見落としが少ない（図2B，各青矢印）．この段階では所見の検出に集中するとよい．所見をすべて取り終わったあとで，それぞれの意味を検討する．

最初は煩雑に感じるが，回数を重ねることで，すみやかに行えるようになる．

3. 全体を俯瞰する

12誘導心電図が記録されたら，最初から細部に注目するのではなく，まずは全体像を把握する．（図2A）この段階で，心拍数の確認，不整脈の診断を行う．

1）クオリティ・チェック

最初に，心電図が問題なく記録できているかを確認する．問題がある場合は，原因を特定して解決し，再記録を行う．

a. 電極のつけ間違え

肢誘導をつけ間違えた状態で記録を行うと，記録はできるものの，各誘導の波形が，間違えに応じて反転・あるいは入れ替わる．例えば，左上肢と右上肢のつけ間違えをすると，I誘導のP波とQRS波が陰性になり，aVR誘導で陽性になる（左右反転）ため気づきやすい．前胸部誘導のつけ間違えは，R/S比の移行が不自然になる．

b. ノイズ

交流ノイズ，筋電位ノイズがある．ノイズがない部位を特定できると，トラブル部位が特定しやすい．例えば，I誘導にはノイズが少なくII誘導とIII誘導にノイズが多いときは，I誘導を構成する右上肢と左上肢の電極は問題がなく，左下肢の電極近辺に原因があると推定できる．それ以上の数の誘導にノイズがある，あるいは心電図が表示されないときは，アースである右下肢電極（黒）か，心電計とリードの接合部，あるいは心電計本体が原因と考えられる．

2）心拍数

心拍数が100/分以上の状態を頻脈，50/分以下を徐脈という．

おおよその心拍数を目視で計測する．心電図の記録用紙には5 mmごとに太線が引いてある．標準の紙送り速度（毎秒25 mm）では，5 mmは200 msecを意味する．そこから，5 mm周期での心拍数は300/分，1 cm周期での心拍数は150/分，2 cm周期での心拍数は75/分，と求められる．心拍数をおおよそ概算するのに役立つ．心拍数の計測が「おおよそ」で十分な理由は，①洞調律の心拍数は1拍ごとに常時わずかに揺らいでいるのが正常であるため，②心拍数のわずかな違いが臨床判断に影響することはないため，である．

3）P波・PQ時間

心拍数の次にP波の有無を確認する．徐脈かつP波が確認できないときは洞停止，洞房ブロック，洞室調律，心室応答の低下した心房細動などが疑われる．頻脈かつP波が確認できないときは発作性上室頻拍症や心房粗動，心房細動などが疑われる．このように，P波の有無はきわめて重要である．

次に，P波とQRS波は通常1：1で対応しており，過不足の有無は1つの所見である．

頻脈のときはQRS幅に注目する．幅が狭いものは上室性で，洞頻脈，心房細動，発作性上室頻拍などが疑われる．一方で，幅が広いものは心室性頻脈あるいはQRS幅拡大を伴う上室性頻拍の鑑別を要する．徐脈と同様に，P波の有無・位置が診断の決め手になる．

P波は，右心房後面上方の洞結節から波及する右房興奮（前半部分）と左房興奮（後半部分）の総和である．洞結節由来の正常P波はaVR誘導を除いた誘導で陽性となる．日常診療では「I誘導とII誘導が陽性であれば，まず洞調律である」と考えて差し支えない．I誘導に陰性P波を認めるときは，まず電極の左右誤装着を疑い，QRS波の極性とあわせて慎重に判断する．P波幅の拡大は左房負荷・拡張を，P波高の増高は右房負荷・拡張を示唆する．

PQ時間はP波の開始からQRS波の開始までを指す．心房興奮の伝導時間と，洞房結節，His-Purkinje系の伝導時間の総和であり，正常値は200 msec以下である．真に問題となるのは後者によるPQ延長だが，体表面心電図による両者の鑑別は困難である．

4）QRS波

QRS波は心室筋興奮の総和である．最初の下向きの波をQ波，続く上向きの波をR波，R波に続く下向きの波をS波という．1つの誘導でQ・R・S波すべてが観察されるとは限らない．以下の5つの項目を確認する．

a．波高

左前胸部誘導におけるR波増高は，心筋の肥大や拡張を示す．体格に影響を受け，痩せ形では誘導と心臓が近いため高電位を，肥満型では距離が遠いため低電位をとりやすい．心嚢液貯留や気胸などによっても低電位をとる（図3A）．陳旧性心筋梗塞などによる起電力の低下も低電位の原因となる．

b．QRS幅

健常心の心室興奮は，刺激伝導系を通じて速やかに伝播する（図3B）．そのため，QRS幅は狭い．刺激伝導に遅滞があればQRS幅は拡大する．後者の状態（QRS幅＞3 mm，＞120 msec）を幅広（wide）QRSという．原因として，心室内伝導障害（完全左脚ブロック，完全右脚ブロック，両者にあてはまらない非特異的心室内伝導障害），早期興奮症候群〔WPW症候群（Wolf-Parkinson-White syndrome）〕，ペースメーカ波形，心室頻拍などが含まれる．

c．電気軸

正常なQRS波の電気軸は，I誘導とII誘導のいずれも上向きである（図3C）．電気軸は定量的パラメータであるが，その応用には定性的な判断を行ってもよい．過去の心電図があると比較できて有用である．P波と同様，電極のつけ間違えを検出する意味でも重要である．例えば，一見正常そうだがaVR誘導のQRS波が陽性であった場合は，電極のつけ間違えを疑うべきである．

左軸変異の原因は，横位心，左脚前枝ブロック，心肥大などが考えられるが，病的意義に乏しいことも多い．軽度右軸変異があり，II誘導とIII誘導，あるいはaVL誘導とaVR誘導が対称になっている場合は，立位心である可能性が高い．立位心は，しばしば肺気腫などの慢性呼吸器疾患が背景となる．

右心負荷所見に急性発症の胸部症状を伴うときは急性肺塞栓症を示唆する．

高度の軸変異は，何らかの原因による伝導障害，新たな心負荷，あるいは気胸などによる心臓の位置変化が生じた可能性を示唆する．

d．異常Q波の有無

Q波はR波の前に出現する下向きの波を指し，正常例にはaVR誘導を除き全く存在しないか，存在したとしても幅が狭く（1 mm以下），波高が浅い（R波の1/4以下）．「異常Q波」とは，心筋梗塞や心筋炎など，心筋に重大な変化が起こったときに出現する，幅広（1 mm以上）かつ深い（R波の1/4以上）波を指す（図3D）．aVR誘導を除いた11誘導は，前壁・側壁・下壁に大別され，Q波の分布は責任病変部位の推定に有用である．

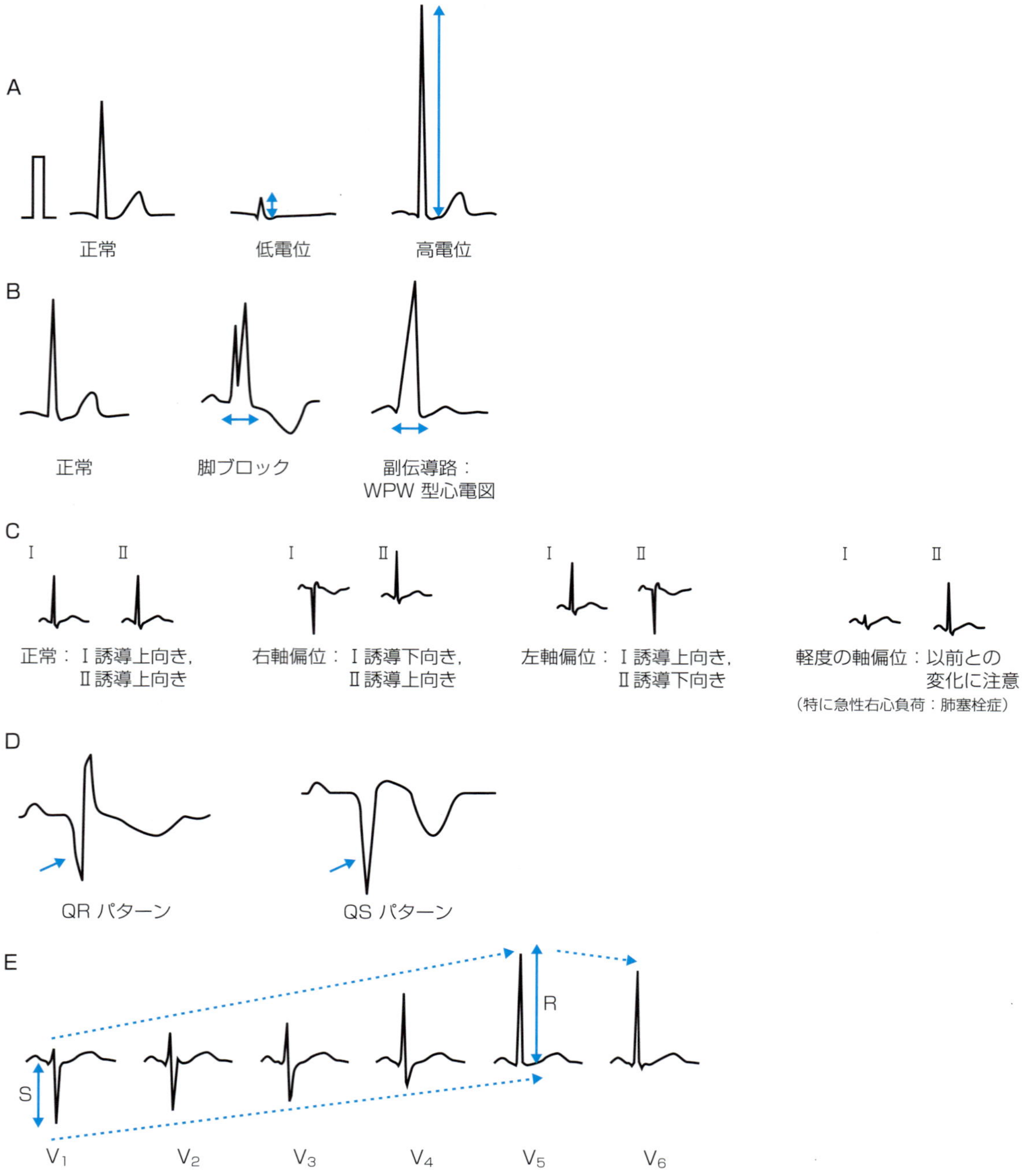

図3　QRS波の判読

A：波高：胸壁と心臓の距離，体格，起電力などに左右される．低電位：肢誘導５mm以下，前胸部誘導10mm以下（例：肥満，心嚢水・胸水貯留，気胸など）．高電位：S1＋R5が35mm以上など（例：肥大型心筋症，弁膜症，拡張型心筋症など）．

B：幅：120msec（3mm）を基準とし，超過するものを幅広（wide）QRSという．心室期外収縮，心室調律，脚ブロック，変行伝導，副伝導路などを示唆する．

C：電気軸：Ⅰ誘導とⅡ誘導の上下の向きの違いで概要を把握する．異常Q波があるときは参考所見．

D：異常Q波の有無：Q波はR波の前にある下向きの波である．そのなかでも深くて（R波の1/4）広い（1mm以上）のものが異常Q波とよばれる．かつてその部位で心筋梗塞などが起きたことを示唆する．ST変化や冠性T波を伴うことが多い．

E：前胸部誘導のR/S比と移行帯：V_1～V_6誘導にかけてR波とS波の比は高くなる（V_5が頂点）．心筋症や脚ブロック，陳旧性心筋梗塞などではこの並びが乱れる．R/S比が逆転する場所を，移行帯とよぶ（本図ではV_3とV_4の間）．

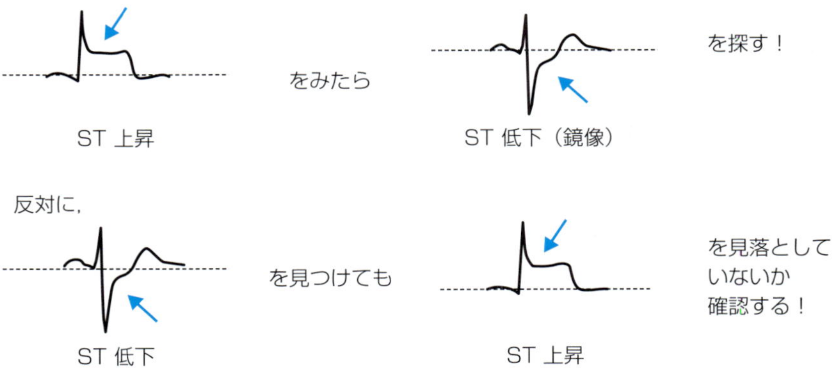

図4 ST変化では鏡像を探す
例えば最初に側壁誘導でのST低下に気づいたら，対側にあたる前壁や側壁誘導でSTが上昇していないかを必ず確認する．上昇があればそちらが主所見である．

e. 前胸部誘導のR/S比と移行帯

通常，前胸部誘導ではV_1〜V_6誘導まで，R波が徐々に増高し，S波は減高してスムースに移行する．R波とS波の深さの比をR/S比とよび，V_5を頂点として徐々に増大する（図3E）．

V_1誘導におけるR波増高は，後壁梗塞，WPW症候群，右室肥大などが原因となる．V_4〜V_6における深いS波は右心系の負荷や肥大を示唆する．

R波が増高しないことをR波増高不良（poor R wave progression）といい，陳旧性心筋梗塞や心筋症などを示唆するが，体格の影響もある．

ほかにも脚ブロック，WPW症候群，電極の装着ミス（たとえばV_3とV_4を逆につける）などでもR/S比の増大に異常が生じる．

5) ST部分・T波

QRS波のあとに出現する幅の広い大きな波をT波とよび，心室筋が興奮を終えて次の興奮に備えるために再分極する過程で形成される．

QRS波の終わりからT波が出現するまでの区間をST部分とよび，通常は基線と同じレベルにある．ST部分が基線より上にある状態を「ST上昇」，反対に下にある状態を「ST低下」という．急性疾患によるST異常は変動することが多く，繰り返し記録して比較することをすすめる．

a. ST上昇

ST上昇は心内膜から心外膜まで及ぶような貫壁性の急性心筋虚血を示唆する．心筋梗塞急性期，冠攣縮性狭心症，急性心膜炎，急性心筋炎などの診断にきわめて重要である．特に急性心筋梗塞のST上昇では対側性のST低下が特徴的である（図4）．たとえば前壁誘導（V_2〜V_4）でST上昇があれば，下壁誘導（II，III，aVF）や側壁誘導（I，aVL，V_5，V_6）でST低下がある可能性が高い〔鏡像（mirror image）とよばれる〕．

原則的にST低下に対する鏡像としてSTが上昇することはない．上昇していたらそちらが主要所見である（図4）．

若年者を中心として，早期再分極とよばれる，自覚症状や基礎心疾患を欠く軽度のST上昇を認めることがある．病的意義は乏しく，長年にわたって正常範囲内とされている．

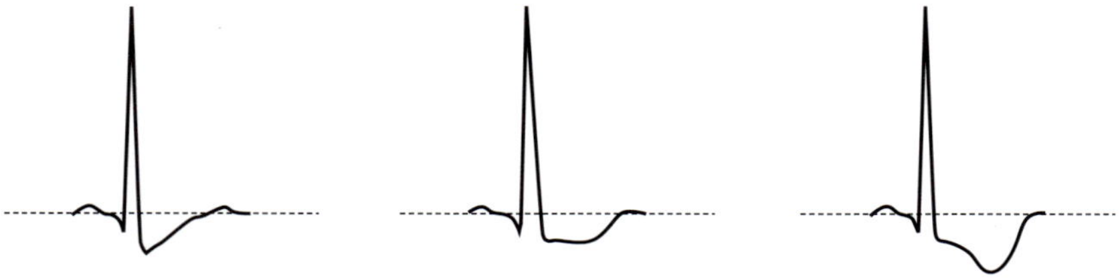

図5 ST低下のパターン

ST低下のパターンは形態によって，上昇型，水平型，下降型に分かれる．上昇型の病的意義は，他の型と比べて乏しいことが多い．水平型や下降型のST低下を示し，胸部症状を呈するときは，強い心筋虚血が疑われる．STが上昇していないことは軽症を意味しない．むしろ，多枝病変や左主幹部病変といった重症例では，急性期にST低下を示すことが多い．

b. ST低下

ST低下はその形態から，水平型，上昇型，下降型に分けられる（図5）．どの形態であっても，それらしい症状がある場合や高度の低下では心筋虚血を疑う．

なお，左室肥大所見や脚ブロックなどの病態におけるQRS波形の変化に付随するST低下は，二次性変化であり，判読が困難になる．

c. T波の平低

T波高がR波高の1/10以下の場合を平低T波とよぶ．R波が10 mm以下のときは判定不能とする．電解質異常，心筋虚血，心筋肥大などによる平低T波もあるが，しばしば非特異的である．

d. T波の増高

左右対称で先鋭なT波はテント状T波とよばれ，高カリウム血症の所見だが，波形は必ずしも血中濃度と相関しない．

また，ST上昇型心筋梗塞の超急性期には，ST上昇に先行してT波が増高する（hyper-acute T）．しかし，発症後きわめて短期間でST上昇へ移行するため，遭遇する機会は少ない．

e. 陰性T波

陰性T波は心筋虚血や心筋肥大のほか，様々な原因で出現する．巨大陰性T波があれば，中枢神経系疾患（くも膜下出血が特に有名），たこつぼ型心筋症，広範な心内膜下虚血を疑う．

f. QT間隔

QT間隔の延長（QT延長）は，心室再分極に異変が起こっていることを示唆する．QT延長は興奮の終了に時間がかかることを意味し，致死的な心室性不整脈から心臓突然死を招くため，QT延長に気づくことは重要である．特に，QT延長が低カリウム血症や先天性QT延長症候群に起因するということは，救急の現場において重要な知識である．

ところが，QT間隔の定量的な計測は難しい．不整脈を専門とする立場にならない限りは，見た目でRR間隔の半分以下，あるいは500 msec以下を正常とすれば十分である（図6）．

定量を試みる場合，目視法と接線法が広く行われている（図7）．測定可能で最も間隔の広い誘導を選ぶ．T波とU波の区別が困難なときは，まとめてQT-U間隔とも表現する．

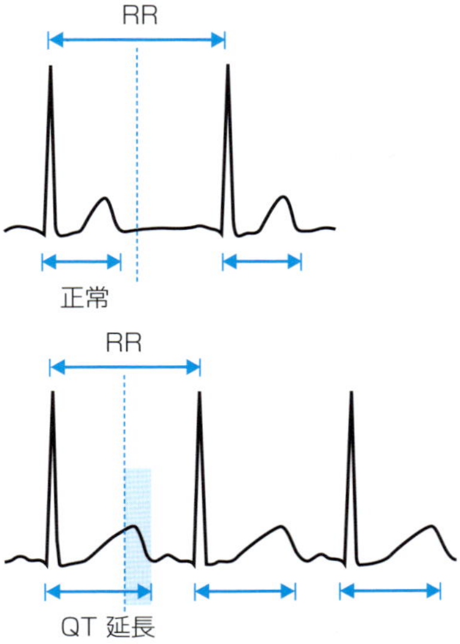

図6 QT延長の心電図
RR間隔の中間(破線)を越えてもT波が終わらないものを，延長と判定する方法がある．定量はできないが，目視で判定できるため簡便である．

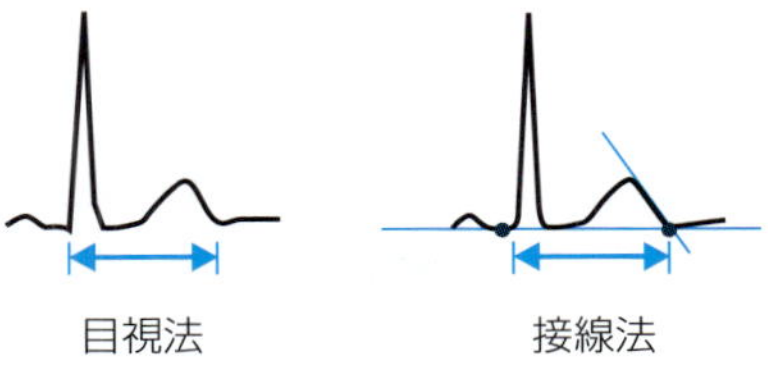

図7 QT間隔の定量法
目視法では，T波の下降線が基線に復するポイントを目視で同定し，QRS波の立ち上がりからの間隔をディバイダーで測定する．T波がなだらかだと，終末部の同定が困難である．接線法は，T波の下降線で最も傾斜のきついところに接線を引き，その接線と基線の交点をT波終了点とし，QRS波の立ち上がりからの間隔を測定する．

表 QT間隔の補正式

Bazettの補正式	QTc＝QT/先行RR$^{1/2}$
Fridericiaの補正式	QTc＝QT/先行RR$^{1/3}$
Framinghamの補正式	QTc＝QT＋0.154(1－先行RR)
Hodgesの補正式	QTc＝QT＋1.75(心拍数－60)

QT間隔は心拍数による影響を受け，それを除するためさまざまな補正式が提唱された．得られた値はQTcとよばれ，0.460以上を延長とする．Bazettの式は一般的な電卓で計算でき，広く用いられるが，頻脈時・徐脈時のいずれにおいても過度に補正される傾向がある．

心拍数の影響を排除するための計算式が複数考案されており，それらによって得られた値をQTcという．Bazettの補正式が広く用いられているが，誤差が多いという意見もある(表)．

典型的な波形パターン(図8)

1．徐脈性不整脈

1) 洞不全症候群

洞結節の機能低下に伴う病的な洞徐脈を指す．持続性洞徐脈，発作性洞徐脈(洞停止あるいは洞房ブロック)，徐脈頻脈症候群に大別される．P波の有無・出現タイミングに注目する．単純な持続性洞徐脈の診断は容易である．P波の波形が正常洞調律の特徴を満たしているかに注目する．P波がない徐脈の場合は，完全に洞停止して心房が活動を停止し，接

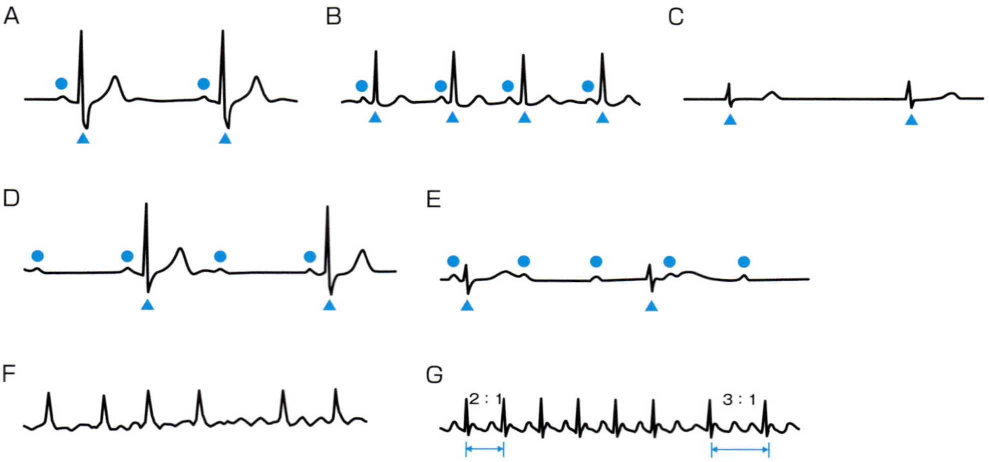

図8　典型的な波形パターン

心拍数，QRS波の幅，P波の有無などに注目する．●はP波，▲はQRS波．

A　洞徐脈：P波とQRS波が１：１で対応し，心拍数50/分以下
B　洞調律：P波とQRS波が１：１で対応し，心拍数は50〜100/分
C　洞停止：P波が認められない．QRS波は房室結節付近からの補充調律と思われる．（接合部補充調律とよぶ）
D　房室ブロック（2：1房室ブロック）：QRS波はP波の心拍数の半分．
E　房室ブロック（完全房室ブロック）：P波とQRS波の心拍数が解離している．
F　心房細動（atrial fibrillation：AF，AFib）：P波がなく，細動波とよばれる不規則な心房波と絶対不整のRR間隔を認める．細動波がよくわからなくてもRR間隔が絶対不整であれば心房細動と判断できる．
G　通常型心房粗動（common atrial flutter：common AFL）：II，III，aVF誘導で下向き，V_1誘導で上向きのノコギリの刃のようにみえる規則的な心房波（鋸歯状波）を呈する．心拍数は房室伝導比に依存し，規則的であることもあれば不規則なこともある．PSVTとの鑑別が重要．

合部補充調律である可能性が高い．P波は消失するか，QRS波に追従し逆行性P波としてQRS波に遅れて出現する．洞徐脈と接合部補充調律の心拍数が近いと，両者が拮抗し，P波とQRS波が追いつき追い越されあう「等頻度房室解離（isorhythmic atrioventricular dissociation）」が観察される．発作性洞不全では，突然心電図が平坦になり，数秒間の心停止後に心拍が再開する．心停止中にP波がなければ洞不全，P波のみを認める場合は房室ブロックである．発作性洞不全には洞停止と洞房ブロックと2つの病態があり得るが，12誘導心電図での両者の鑑別は困難である．洞結節の興奮を直接確認するためには，侵襲的で特殊な手法を要するためである．徐脈頻脈症候群では頻拍発作（代表的には発作性心房細動）の停止時に数秒間の洞停止が出現する．

2）房室ブロック

房室結節での伝導障害を示す不整脈である．房室ブロックには，1度房室ブロック，2度房室ブロック（Mobitz I型あるいはWenckebach型，Mobitz II型），3度房室ブロックの3種類がある．1度房室ブロックは，PR間隔が200 msec以上で一定である．2度房室ブロックは，PR間隔が変動する．Mobitz I型は，PR間隔が徐々に延長し，RR間隔は徐々に短縮する．やがて，数回に一度QRS波が欠落する．QRS欠落直前と，欠落直後とのPQ間隔を比較すると，診断が容易である．Mobitz II型は，PR間隔が一定で，QRS波が不規則に欠落する．3度房室ブロックは，P波とQRS波の間に関係がない．P波は一定のリズムで出現し，QRS波は異なるリズムで出現する．

2. 頻脈性不整脈

1）心房細動

最も頻度の高い不整脈の1つである．心拍数は100〜180/分で，リズムは不整である．P波は不規則な細かい波で，各誘導で異なる形を示す．PR間隔は測定できない．QRS波は正常な形で，100 msec以下である．T波は正常な形で，QRS波と同じ極性を示す．

2）心房粗動

心房細動よりもまれな不整脈である．心拍数は250〜350/分で，リズムは不整である．P波は規則的な鋸歯状の波で，各誘導で同じ形を示す．PR間隔は測定できない．QRS波は正常な形で，100 msec以下である．T波は正常な形で，QRS波と同じ極性を示す．

3）心室性不整脈

心室から発生する不整脈である．心室性不整脈には，心室期外収縮，心室頻拍，心室細動の3種類がある．心室期外収縮は，正常なQRS波の間に異常なQRS波が出現する．異常なQRS波は，120 msec以上で，T波と反対の極性を示す．心室頻拍は，3回以上連続する心室期外収縮である．心拍数は100〜250/分で，リズムは一定である．QRS波は，120 msec以上で，T波と反対の極性を示す．心室細動は，心室の無秩序な電気的活動を示す．心拍数は350/分以上で，リズムは不整である．QRS波は，不規則な波で，形や大きさが変化する．

3. 期外収縮

期外収縮は，洞性収縮の周期よりも早期に興奮が出現する現象である．健常成人にも広く認められる．心房性，房室接合部性，心室性の3種類がある．いずれも診断は通常の心電図記録で行う．期外収縮の頻度や日内変動を知るにはHolter心電図を用いる．

洞性収縮と期外収縮が交互に出現する2段脈（bigeminy），2つの洞性収縮を挟んで期外収縮が現れる3段脈（trigeminy），2つの期外収縮が連発する2連発（pairまたはcouplet）などのパターンがある．心拍100/分以上で3連以上続いた収縮を頻拍とよぶこともあるが，3連以上でも持続が短いときは「期外収縮のshort run」とよぶことが多い．

1）心房期外収縮

両心房のいかなる部位からも発生し，洞性P波とは異なる形態のP波が予定より早期に出現する．連結期が短く房室伝導が途絶すると，QRS波を伴わない（blocked PAC）．また，His-Purkinje系の一部が不応期を脱していないうちに伝導するとQRS幅が広くなる（変行伝導：aberrant conduction）．「心房期外収縮の多発は，心房細動のリスクである」という考えが広まっている．

2）房室接合部期外収縮

His束付近を起源とする期外収縮で，先行P波を伴わない正常QRS波形が予定より早期に出現する．QRS波の後に逆行性P波が観察されることもある．ジギタリス中毒などで認められる．

3）心室期外収縮

His束以下より発生する期外収縮である．先行P波のない，洞調律とは形の異なる幅広いQRS波を呈する．His-Purkinje系から発生する場合にはQRS幅が120 msec未満のこともある．R on T型や多形性の有無，連結期の変動に注意する．

4. 虚血性心疾患

1）心筋梗塞

心筋の虚血性壊死を示す病変である．心筋梗塞には，ST上昇型心筋梗塞と非ST上昇型心筋梗塞の2種類がある．ST上昇型心筋梗塞は，心筋梗塞の部位に対応する誘導で，ST部分が0.1 mV以上上昇する．T波は高く尖るか，逆になる．Q波は，40 msec以上で，R波の1/4以上の深さで出現する．非ST上昇型心筋梗塞は，心筋梗塞の部位に対応する誘導で，ST部分が0.05 mV以下の変化を示す．T波は逆になるか，平坦になる．Q波は出現しないか，軽度である．

2）狭心症

何らかの理由で心筋の酸素需要が負の状態に陥り，心電図ではST部分が上昇あるいは低下する．T波が陰転化することもある．12誘導心電図は一般的に安静時に記録されるため，労作性狭心症の虚血性ST-T変化が必ずしも顕著ではないことに注意する．

5. 電解質異常

1）高カリウム血症

P波は減高あるいは消失し，PQ時間は延長する．QRS幅は広くなり，電気軸異常を伴いやすい．左右対称で先鋭なT波はテント状T波とよばれ，波形は必ずしも血中濃度と相関しない．

2）低カリウム血症

ST部分が低下し，T波の陰転化を認める．QTが延長し，U波が増高する．心筋の再分極の延長が起きるためと考えられている．心室期外収縮から多型性心室頻拍に至ることがあり，危険である．

見落としやすい危険な所見

1. 房室ブロック

危険な房室ブロックは，忘れたころにやってくる．

2度以上の房室ブロックは，見慣れていないと認識できず，案外見落としやすい．特に見落とされやすいのが，2回に1回規則正しく房室ブロックになる「2：1」房室ブロックである．P波がT波やU波と重なり，見つけづらいため，洞徐脈と誤認しやすい．

2. WPW症候群

心房と心室の間に異常な経路が存在する．PR間隔が120 msec以下で，QRS波の開始部にデルタ波がみられる．心房細動を合併すると，心室頻拍に類似したwide QRS頻拍（pre-excited AF）を引き起こす可能性がある．

3. QT延長症候群

QT間隔が延長する．QT間隔が440 msec以上で，T波が尖ったり，分裂したりする．トルサード・ド・ポワント（torsades de pointes）とよばれる致命的な心室性不整脈を引き起こす．

非専門医も押さえておきたいこと

1. もっとも嫌な「洞頻脈」

洞頻脈は，洞調律だが心拍数が100/分を超えている状態を指す．健康で安静時に洞頻脈になることはまれで，ほとんどの場合は何かの疾患による．命にかかわる緊急疾患が潜んでいる可能性も否定できない．他の所見とあわせて判断することになる．

急性肺動脈塞栓症，大動脈解離，急性冠症候群といった循環器緊急疾患，敗血症，脱水症，出血性疾患，薬物中毒など鑑別は多岐にわたる．

頻度はやや低いが，洞頻脈ではなく，発作性心房頻拍である可能性を考慮する．

2. 「不整脈源性心筋症」

一部に，不整脈そのものが原因で心機能が低下し，拡張型心筋症に類似した心不全を呈する病態が存在する．頻脈，心房細動，心室期外収縮の3つが原因として報告されている．確かに，不整脈の治療で心不全が劇的に改善する症例は散見される．うっ血性心不全を禁忌とする抗不整脈薬が多いことから，カテーテルアブレーションが可能かどうかを専門医が見極める時代が到来した．

こうした時代の流れを受け，頻拍，心房細動，多発心室期外収縮症例では，心エコー検査での心機能評価を行う重要度が増している．

おわりに

心電図は，循環器疾患の診断や治療において不可欠なツールであり，その判読には，「自分で判読した」という経験の蓄積が必要である．特に，正常波形と異常波形の違いを見極め，適切な対応を迅速に行うことが重要である．これは，どれほどAIなどの診断支援ツールが発展しても変わらない．本稿で述べた要点を踏まえ，臨床の現場で正確な判断を下すための研鑽が今後も必要である．

（筒井健太）

第2章

ケーススタディ

1 動悸を主訴に受診した22歳男性

症 例

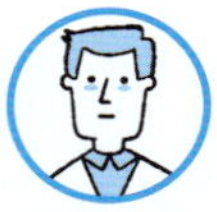

22歳の男性．特に既往症はなく，ときどき動悸を経験．今夜はいつもより長く動悸が続いたため，歩いて受診してきた．血圧は105/75 mmHgと落ち着いている．

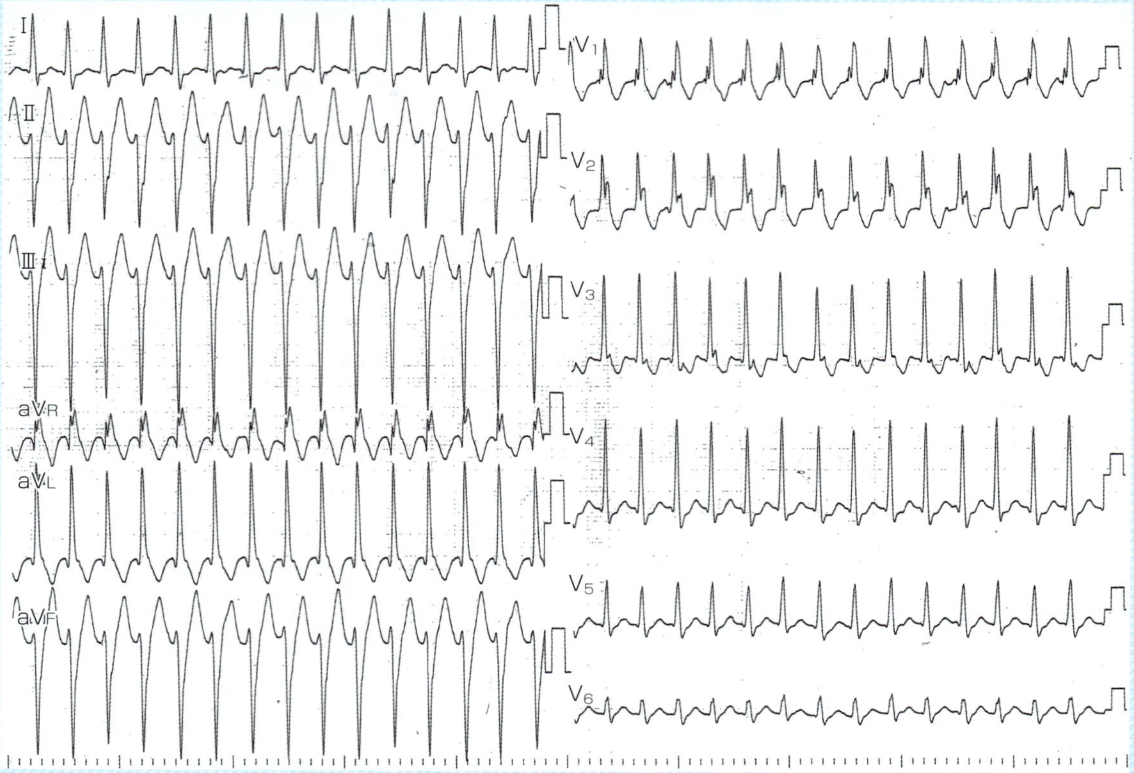

図A

QRSがやや拡大しており，wide QRS tachycardiaとよばれるものである．この頻拍は以下のいずれかである．

①脚ブロックを伴う上室性の頻拍

②心室性の頻拍

上室性の頻拍とすれば，「発作性上室頻拍」や「心房粗動」などが考えられる．もともと脚ブロックがあったか，頻拍中だけ脚ブロックになったのかは不明である．心室性の頻拍なら，「QRSの形が一定，周期が一定，30sec以上の持続時間」という性質から，“単形性持続性心室頻拍”とよべるものである．狭義の「心室頻拍」という用語はこのタイプを指す．

Question 1

この患者は，歩いて受診している．血行動態が安定していることから，心室頻拍は除外できるだろうか．

a. 心室頻拍はほぼ否定的　b. 心室頻拍は十分あり得る

Question 2

身体所見，胸部X線検査，心エコー検査も正常であった．若年で器質的心疾患がなさそうなので，心室頻拍はまれとも考えられる．わが国では「器質的心疾患を伴わない心室頻拍」の頻度はどのくらいと推測されているか．

a. 心室頻拍の0.3％　b. 心室頻拍の3％　c. 心室頻拍の30％

Question 3

この不整脈のQRSは「右脚ブロック型」と「左軸偏位」のかたちである．これら2つの言葉をキーワードとする心室頻拍がある．その心室頻拍は著効する薬剤にちなんだ名前がついている．それはどれか．

a. ベラパミル感受性心室頻拍　b. β遮断薬感受性心室頻拍
c. プロカインアミド感受性心室頻拍

Answer

Q1. **b.** 心室頻拍は十分あり得る

Q2. **c.** 心室頻拍の30％

Q3. **a.** ベラパミル感受性心室頻拍

解説

wide QRS tachycardiaとnarrow QRS tachycardiaという用語はペアになっている．頻拍のメカニズムはすぐにはわからないことが多い．「とりあえず見た目で表現する用語」として便利である．

1. 海外のwide QRS tachycardia

wide QRS tachycardiaの診断には「どういう機序があって，それぞれにどのくらいの頻度で遭遇するか」を知っていることは大事な情報である．「血圧が安定したwide QRS tachycardia」の150例が分析されている（表1）[1]．

この報告では心室頻拍が圧倒的に多かった．年齢も高めで，陳旧性心筋梗塞が多く，心機能も低下している．Wolff-Parkinson-White（WPW）症候群として分類されているのは，顕性副伝導路を有する人の心房粗動などを指していると考えられる．

この分析に基づけば，「心室頻拍の患者はもとから心機能が低下している」ので「血行動態が安定しているwide QRS tachycardiaなら心室頻拍の可能性は低い」と考えても的外れではない．しかし，これは海外での観察であり，わが国の事情はだいぶ異なることが知られている．

2. 日本のwide QRS tachycardia

「器質的心疾患なしに発生する心室頻拍」は特発性心室頻拍とよばれる．どの地域の，どういう母集団かで頻度は異なると考えられ，厳密な頻度は不明である．わが国では心室頻拍の1/3くらいは特発性心室頻拍が占めているという記載がある[2]．

海外の心室頻拍はほとんどが陳旧性心筋梗塞を背景にしている．わが国では冠動脈疾患が少なく，心室頻拍も海外ほど多くない．ことに血行再建術の進歩と慢性期の心保護的治療は，重篤な頻拍の減少に貢献していると考えられる．なお，陳旧性心筋梗塞では梗塞サイズが大きいほど心室頻拍は生じやすい．

さて陳旧性心筋梗塞でも，ときには長時間血行動態が安定した心室頻拍はみられる．さらに，特

表1 wide QRS tachycardia150例の分析

診断	心室頻拍	発作性上室頻拍の脚ブロック	WPW症候群
人数	122人（81%）	21人（14%）	7（5%）
年齢	60±12歳	48±21歳*	34±18歳*
QRS幅	169±29 msec	138±14 msec*	156±24 msec
平均心拍数	171/分	181/分	187/分
器質的心疾患	112（92%）	6（29%）	0
陳旧性心筋梗塞	87（71%）	2（10%）	0
左室駆出率	33±14%	53±13%*	>55%*

*心室頻拍に対して$p<0.001$.
（文献1より改変）

発性心室頻拍では血圧はある程度維持されるため，「血圧が維持されていれば心室頻拍ではない」とは決めつけることはできない．

3．特発性心室頻拍は2つ

特発性心室頻拍には以下の2つがある．

①**「右脚ブロック＋左軸偏位」型の特発性心室頻拍**（左室中隔起源：ベラパミル感受性心室頻拍）．

②**「左脚ブロック＋右軸偏位」型の特発性心室頻拍**（心室流出路か近傍に起源：流出路起源心室頻拍）．

図1の心電図は流出路起源心室頻拍の例である．2つの特発性心室頻拍の心電図上の違いは，基本的に下壁誘導のQRSが下向きか上向きかということである．

748例の臨床像を分析して，ベラパミル感受性心室頻拍のほうが若年であったとする報告がある[3]．

- ベラパミル感受性心室頻拍：男性33±14歳，女性26±12歳．
- 流出路起源心室頻拍：男性44±19歳，女性41±14歳．

流出路起源心室頻拍は女性が多く，ベラパミル感受性心室頻拍は男性に多い傾向がある（図2）[3]．

4．ベラパミル感受性心室頻拍の特徴

特発性心室頻拍を意識していると，wide QRS tachycardiaに遭遇したときの「突破口」になる可能性がある．糸口がないと診断が始まらず，「心がまえ」があれば診断しやすい．さらに，薬物治療のパターンがわかりやすい．

特発性心室頻拍の臨床像は以下のようなものである．

- QRS幅がやや狭い
- 10～30歳が多く，50歳以下が90%
- 安定した血行動態
- 薬物治療もカテーテルアブレーションも有効

5．なぜ血行動態が破綻しないか

心機能がもともと維持されている心臓だからである．さらに，頻拍の回路が心内膜側にあり，心室内膜の刺激伝導系が興奮伝播に活用されている．心室の収縮が生理的なかたちに近いので負担が少ないと考えられる．

6．ベラパミル感受性心室頻拍の治療

ベラパミル感受性心室頻拍の多くは，左室後壁の伝導線維（fascicle）が回路を形成している．心室

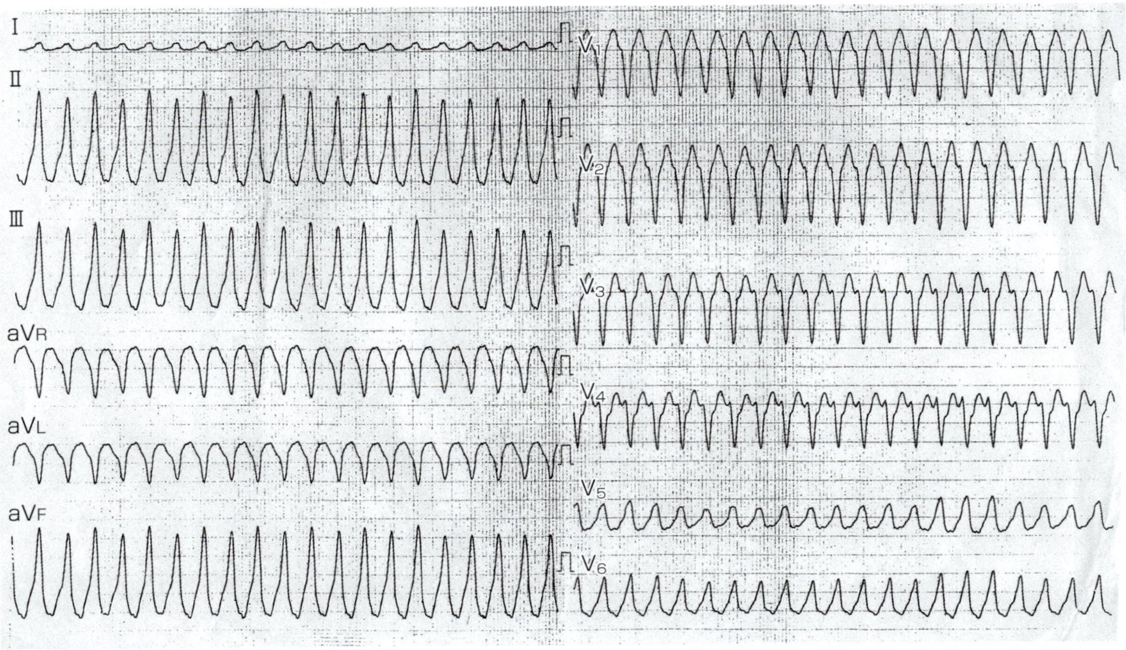

図1 流出路起源心室頻拍

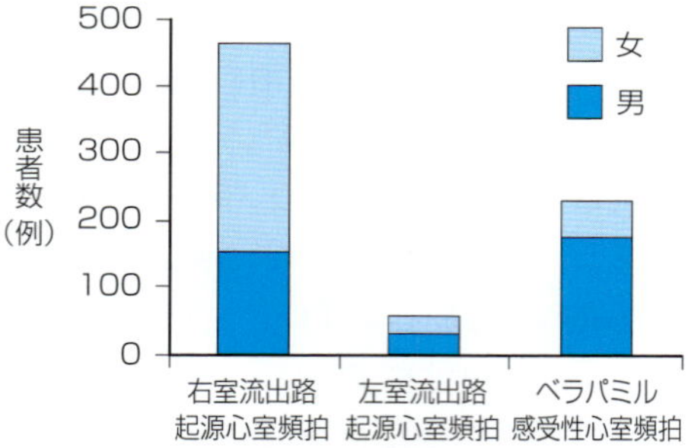

図2 特発性心室頻拍の患者数と男女比
（文献3より）

中隔の左室側に興奮の旋回路がある．興奮旋回の部位にはほかにもバリエーションがある．

なぜベラパミルが著効するかというと，心室内膜側の伝導線維はカルシウム電流に依存した伝導性をもっているからである．β遮断薬やほかの抗不整脈薬で停止することはあるが，ベラパミルの効果が際立っているのでこの名前になっている．

また，カテーテルアブレーションの根治率が高いので，経口のベラパミルが有効であってもカテーテルアブレーションがすすめられている．

文　献

1）Akhtar M, et al.: Wide QRS complex tachycardia. Reappraisal of a common clinical problem. Ann Intern Med 109:905-912, 1988
2）大江　透：不整脈：ベッドサイド診断から非薬物治療まで．医学書院，320，2007
3）Nakagawa M, et al.: Gender differences in various types of idiopathic ventricular tachycardia. J Cardiovasc Electrophysiol 13: 633-638, 2002

ワンポイントアドバイス

- 2つの特発性心室頻拍は，上方軸か下方軸かで区別できる．上方軸か下方軸かは心室の興奮が広がる方向にあたる．下壁誘導（II，III，aV_F）でQRSが上向きなら下方軸で，QRSが下向きなら上方軸である．
- ベラパミル感受性心室頻拍は比較的患者像が限られている．高齢でない男性，イメージとしては20歳前後に発症しやすい傾向がある．
- QRSの形が一定で，QRS幅の広い持続性頻拍に遭遇することはまれである．すぐに病院に救急患者として紹介するのが現実的である．

（村川裕二）

Column

期外収縮と患者の不安：薬を使わない選択の伝え方

心房あるいは心室期外収縮による結滞は，動悸の原因として遭遇する頻度が高い．抗不整脈の投与は不要なケースが大半である．「薬による治療は不要だ」といわれた患者のレスポンスは2通りあるように思う．(1) 命にかかわる病気ではない，という安堵か，(2) 全然治療してもらえない，という不満である．

確かに，期外収縮は，単体では積極的な治療対象にはならない．薬物で完封することは期待しづらいし，治療してもしなくても，生命予後の観点では大勢に影響がないからである．薬を飲むことで，症状緩和効果はある程度あるかもしれないが，実際のところはプラセボ効果にすぎないかもしれない．そこで，「治療は不要です」と説明することになる．

もちろん，本来われわれがいいたかったのは，「あなたは病気ではあるが，この病気はQOLこそ害するもののほとんど無害で，しかも薬の効果も限定的なので，治療しないでおきましょう．生涯内服治療が不可欠な疾患ではなくてよかったですね」という意図である．しかし，患者は切実である．患者とのコミュニケーションは難しい，と実感する．

何となくの経験則だが，「あなたは期外収縮という病気です」と，病気をもっていることを強調したうえで，「ほとんどの人が大なり小なりもっているものです」「この病気だけで命にかかわることはないです」「このためにずっと薬を飲むのも大変ですから，薬は飲まないで様子をみましょう」などと，繰り返しお話しするのが，結局は一番確実な対処法である．

（筒井健太）

2 失神発作を主訴にして受診した46歳男性

症例

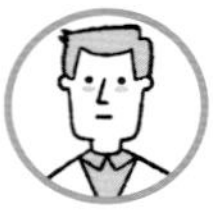

46歳の男性．夜間テレビをみているときに突然失神発作を起こした．翌朝近医を受診した後，原因精査目的で当院を紹介受診された．心エコー検査では器質的心疾患は認めず，冠動脈造影検査では冠動脈に有意狭窄病変なく，攣縮誘発試験も陰性であった．

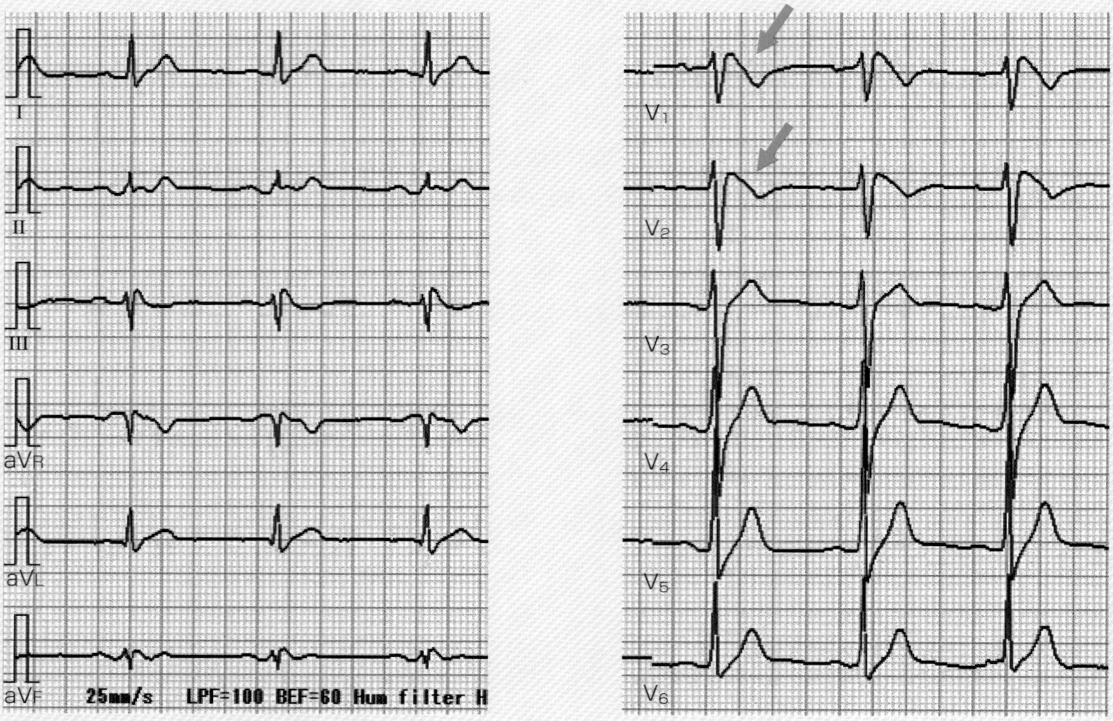

図A

12誘導心電図所見は心拍65/分の正常洞調律である．心エコー検査からは大動脈弁狭窄症や肥大型心筋症といった器質的心疾患由来の失神発作は否定的である．また，臨床経過からは反射性失神（神経調節性失神）も考えにくい．

右側胸部誘導（V_1およびV_2誘導）において，ST上昇とそれに引き続いての陰性T波所見を認める（青矢印）．この所見のことをその特徴的な形態からcoved（コブド）型ST上昇とよぶ．

Question 1

当患者では，12誘導心電図所見（図A）の右側胸部誘導において特徴的なcoved（コブド）型のST上昇を認める．この12誘導心電図所見から，失神発作の原因として鑑別疾患にあげるべき疾患を選べ．

a. Brugada症候群　b. QT延長症候群　c. 完全房室ブロック　d. 早期再分極症候群

Question 2

失神発作の原因精査目的でHolter心電図検査を行ったが，有意な不整脈の出現は認めなかった．次に行うべき検査はどれか．

a. 心筋生検検査　b. 呼吸機能検査　c. 心臓MRI検査　d. 電気生理学的検査（誘発試験）

Question 3

後日施行された電気生理学的検査において，2連期外刺激で心室細動が誘発された．次に行うべき治療はどれか．

a. キニジン内服を開始して経過観察　b. 禁煙，節酒，減体重を指導
c. 植込み型除細動器の植込み　d. カテーテルアブレーション

Answer

Q1. a. Brugada症候群
Q2. d. 電気生理学的検査（誘発試験）
Q3. c. 植込み型除細動器の植込み

解説

1. Brugada症候群とは

Brugada症候群は，1992年にスペインのBrugada兄弟によって報告され，12誘導心電図検査における特徴的なST部分の上昇と心室細動（ventricular fibrillation：VF）による突然死を起こす疾患である．日本人をはじめとするアジア人に比較的多く認められ，「ぽっくり病」の一部が含まれると考えられている．

失神や心肺停止，VFの既往がある患者を有症候性Brugada症候群とよび，健康診断などの心電図検査で偶然発見される症状のない患者は無症候性Brugada症候群とよばれる．男女比が9：1と男性に多く，血縁者に突然死を認める人が2割程度いることが報告されており，一部には遺伝子異常がかかわっていることが判明している．

有症候性Brugada症候群，特にVFの既往がある患者では8〜10%/年の割合でVFが再発することが判明しており（図1）[1]，植込み型除細動器（implantable cardioverter defibrillator：ICD）植込みが推奨される．一方，無症候性については，一般にVFが起こるリスクは低いとされており，リスク因子を複数有する場合のICD植込みの適応については実臨床の現場においてしばしば判断に難渋することが多い．

2. Brugada症候群の診断

従来，Brugada症候群は右側胸部誘導のタイプ1 Brugada心電図所見〔coved（コブド）型ST上昇〕に加えて，VFの既往，失神歴，家族歴，電気生理学的検査（electrophysiological study：EPS）における心室頻拍（ventricular tachycardia：VT）/VFの誘発に基づいて診断していた．しかし，Brugada症候群の心電図波形を呈する患者の大多数は健康診断などで偶然診断される無症候例である．このため，2017年に改訂されたわが国のガイドライン[2]では，第2〜4肋間におけるV_1〜V_2誘導においてタイプ1Brugada心電図所見を有する場合はBrugada症候群と診断し，Brugada症候群に伴う臨床所見がある場合を有症候性Brugada症候群，臨床所見がない場合を無症候性Brugada症候群と定義された．

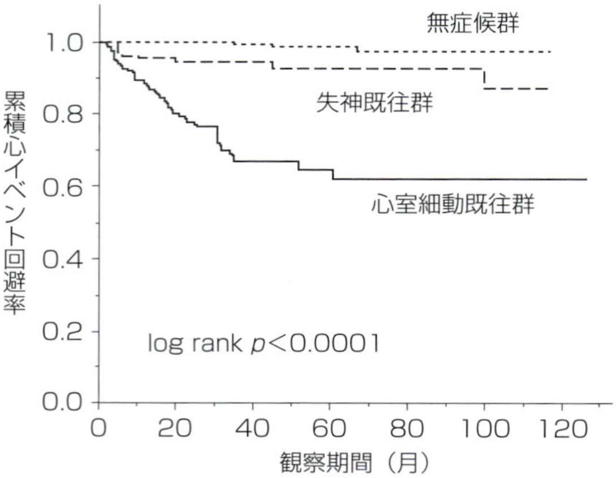

図1　わが国におけるBrugada症候群患者の予後
（文献1より改変）

3. 失神症状のみを有するBrugada症候群に対する対応

VFから蘇生したBrugada症候群患者に対しては，ICD植込み術を行うこととなる．一方，本症例のような失神症状のみで，VFがまだ確認されていないBrugada症候群患者（タイプ1Brugada心電図所見あり）の場合は，その後の対応に注意が必要である．つまり，失神は発症原因が多岐にわたることから原因疾患の診断にしばしば難渋することが多い．特にBrugada症候群患者はチルト試験の陽性率が高いこともあり，同じく発症に自律神経反射が関与する反射性失神（神経調節性失神）とは，前駆症状や出現様式および心電図記録から注意深く鑑別する必要がある．Brugada症候群に伴う失神は，反射性失神に特徴的な前兆（発汗，嘔気，嘔吐，頭痛など）や状況（長時間の立位，排尿，疼痛，情動ストレスなど）がなく，比較的短時間で回復し，意識障害の遷延を認めないことが多い．

4. 電気生理学検査（EPS）の位置づけ

本症例では，失神発作の原因精査目的として，EPSが実施された．Brugada症候群では心室期外刺激により多形性VT/VFが誘発されやすい．しかし，EPSによるリスク層別化の有用性については賛否両論の報告があり，いまだ定まっていない．各研究における対象患者背景や期外刺激法，誘発の陽性基準および観察期間が同一ではないこと，鎮静法や自律神経の影響などが原因と考えられている．ただし，2連期外刺激までで誘発された場合には予測因子となり得ることが報告されていることから[3,4]，わが国のガイドライン[2]ではタイプ1Brugada心電図で原因不明の失神を伴う場合において，2連期外刺激まででVF誘発された場合は，クラスIIaのICD植込み適応とされている．本症例では，2連期外刺激でVFが誘発されたことから，心臓突然死の予防目的でICD植込みが行われた．

5. Brugada症候群患者に対する治療

Brugada症候群に対する治療には，①ICD植込み，②薬物治療，③日常生活指導，④カテーテルアブレーションがある．

①ICD植込み

現在，Brugada症候群患者の突然死予防に有効であることが証明された治療方法はICD植込みのみである．このため，適切に心臓突然死のリスク評価を行ってリスクの高い患者にはICD植込みをすべきである．心肺停止からの蘇生歴やVF既往の患者ではICD植込みが必要である．また，タイプ1Brugada心電図を認め，不整脈原性失神の既往および致死性不整脈の発生を疑わせる夜間苦悶

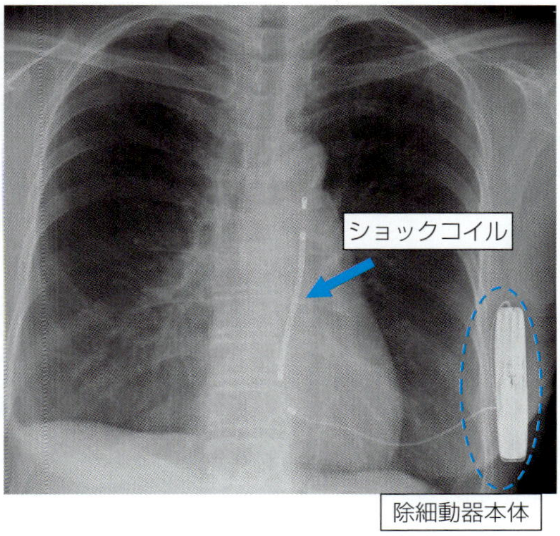

図2 S-ICD植込み術後の胸部X線写真

様呼吸の既往がある患者は，クラスIIaのICD植込み適応となる．前述したように，タイプ1Brugada心電図，かつ原因不明の失神を伴う場合は，EPSによるVF誘発試験を行い，2連期外刺激以下でVF誘発される場合はクラスIIaのICD植込み適応，誘発されない場合は慎重な経過観察となる．一方，無症候性Brugada症候群の場合は，自然発生するタイプ1 Brugada心電図所見に加えて臨床所見（年齢，性別，家族歴など），心電図所見（QRS棘波，J波など），および*SCN5A*遺伝子変異の有無を考慮する．さらに，EPSによるVF誘発試験の結果を踏まえてICD植込み適応を判断していく．ただし，無症候性の場合は，たとえVF誘発試験が陽性であったとしてもクラスIIbのICD植込み適応であることに留意する．

ICD植込みはBrugada症候群患者における突然死予防に有効な治療方法であるが，不適切作動やリード不全など弊害も大きい．近年使用可能となった皮下植込み型除細動器（subcutaneous implantable cardioverter defibrillator：S-ICD）は心内リード電極を使用しないため，リード関連合併症の少ないシステムであり，Brugada症候群患者に対する有用性が期待されている．当患者においてもS-ICDの植込みが行われた（図2）．

②薬物治療

薬物治療はICDに比較して不確実であり，大規

模なエビデンスもいまだないことから，基本的には第一選択の治療とはならない．しかし，ICD植込み後のVF再発予防には薬物が有効と考えられている．

- VFが繰り返されるとき（VFストーム）の急性期治療

VFを24時間以内に3回以上繰り返す場合は，VFストームとよばれる．VFストームが発生した場合，内向きカルシウム電流を増加させ，これによる心拍数増加に伴って一過性外向きカリウム電流（I_{to}）を抑制するイソプロテレノールの点滴静注が有効である．

- VF再発予防としての慢性期治療

ICD植込み後にVFの再発を認める場合は，少ないながらもエビデンスのあるキニジン，ベプリジル，シロスタゾールを使用する．キニジンはIa群抗不整脈薬であるが，Na^+チャネル抑制作用以外にI_{to}抑制作用を有することから有効と考えられている．ベプリジルはⅣ群抗不整脈薬であるが，Ca^{2+}チャネル抑制のほかにNa^+チャネルおよびK^+チャネルに対しても薬理作用があるマルチチャネル遮断薬であり，キニジンと同様にI_{to}抑制作用を有している．シロスタゾールはホスホジエステラーゼⅢの阻害薬であり，イソプロテレノールと同様に内向きカルシウム電流の増加および心拍数増加によりI_{to}を抑制してVF発作を抑制する．

③日常生活指導

日常生活の注意点を患者および家族に十分説明しておく．また，家族には心肺蘇生法の市民講習会への参加をすすめておくとよい．

- Na^+チャネル遮断薬（キニジンを除く）は心電図異常を増強させ，不整脈発作を惹起する可能性があるため使用を避ける．
- 過度の飲酒は避ける．
- 発熱時にはVFが起こりやすくなるため，速やかな解熱をはかる．
- 経過観察例において，新たに失神が出現した場合には直ちに受診するように指導しておく．

④カテーテルアブレーション

ICD頻回作動を伴うBrugada症候群患者に対して，VFの契機となる心室期外収縮の起源ならびに右室流出路自由壁の異常電位部位に対する心外膜アブレーション治療の有用性が近年報告されるようになった．2023年に報告されたBRAVOレジストリ[5]では，Brugada症候群患者159名に対して行われた心外膜アブレーション治療の良好な成績を報告している．特にアブレーション後に薬剤負荷試験を行ってタイプ1 Brugada心電図が誘発されなくなった場合，5年のVF非発生率が98%と非常に良好であった．このような結果をもとに，2024年にアップデートされたわが国のガイドライン[6]では，薬物治療が無効で頻回に出現するVFに対するカテーテルアブレーション適応は推奨クラスⅡaとされた．

文　献

1）Takagi M, et al.:The prognostic value of early repolarization（J wave）and ST-segment morphology after J wave in Brugada syndrome:multicenter study in Japan. Heart Rhythm 10:533-539, 2013
2）日本循環器学会，他：遺伝性不整脈の診療に関するガイドライン（2017年改訂版）〔http://www.j-circ.or.jp/guideline/pdf/JCS2017_aonuma_h.pdf〕
3）Makimoto H, et al.:Clinical impact of the number of extrastimuli in programmed electrical stimulation in patients with Brugada type 1 electrocardiogram. Heart Rhythm 9:242-248, 2012
4）Sroubek J, et al.:Programmed ventricular stimulation for risk stratification in the Brugada syndrome:a pooled analysis. Circulation 133:622-630, 2016
5）Nademanee K, et al.:Long-Term Outcomes of Brugada Substrate Ablation:A Report from BRAVO（Brugada Ablation of VF Substrate Ongoing Multicenter Registry）. Circulation 147:1568-1578, 2023
6）日本循環器学会，他（編）：2024年JCS/JHRSガイドライン フォーカスアップデート版 不整脈治療〔https://www.j-circ.or.jp/cms/wp-content/uploads/2024/03/JCS2024_Iwasaki.pdf〕

ワンポイントアドバイス

- Brugada症候群は，12誘導心電図の右側胸部誘導におけるcoved型ST上昇所見を特徴として，主に若年～中年男性が夜間に心室細動を発症して突然死する疾患であり，日常診療において見落としてはならない疾患である.
- 最近は，健康診断で行われる心電図検査の自動診断でBrugada症候群と診断され，二次健診として医療機関を受診される患者が多くなっており，不整脈専門医以外の医療者も適切な診断とリスク評価を行えなければならない.
- 自覚症状のない無症候性Brugada症候群患者は突然死リスクが低いことから，不必要に患者の不安を煽ることがないように注意する.

（篠原徹二）

3 胸部不快感を主訴にER搬入となった70代女性

症 例

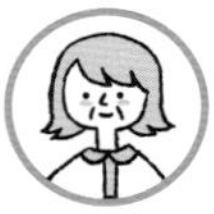

70代の女性．糖尿病，脂質異常症で加療中．かかりつけ医受診のため家族が訪問すると，玄関で座り込んでいた．その前に，転倒したとのこと．ER搬入時は，意識清明・呼吸は平静・脈拍48/分・血圧は収縮期84 mmHg．末梢冷感あるも，湿潤なし．

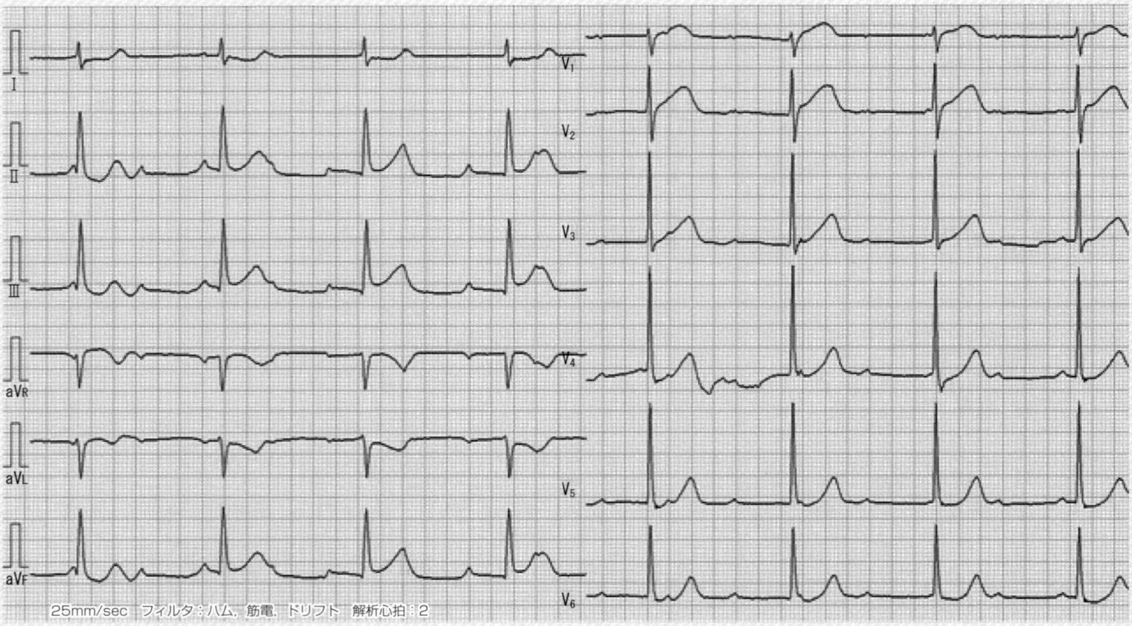

図A

急に動けなくなってのER（emergency room）搬入症例である．
心電図が診断に大きく寄与する病態である．

Question 1

急な転倒（失神として）と徐脈・低血圧で搬入されている．どのような疾患を想定できるか．

a. たこつぼ心筋症　**b.** 急性肺塞栓　**c.** 急性冠症候群

Question 2

心筋障害はどこまで拡がっているか．

a. 前壁中隔　**b.** 高位側壁　**c.** 右室

Question 3

徐脈の原因はどう説明できるか．

a. 完全房室ブロック　**b.** 低血圧の結果　**c.** 脂質異常症による

Answer

Q1. c. 急性冠症候群

Q2. c. 右室

Q3. a. 完全房室ブロック

解説

1. 12誘導心電図での胸痛3大疾患の鑑別ポイント

急性冠症候群の心電図は，ER搬入後10分以内に記録されるべきである．胸痛・冷汗・失神・胸焼けといろいろ症状はあるが，まず除外する意味でも，12誘導心電図記録は重要である．

急に動けなくなってのER搬入症例であり，心電図が診断に大きく寄与する病態である点を押さえる．

たこつぼ心筋症に心電図で迫れるのはapical ballooning型の場合である．特に除外診断に有用であるのが，V_1でのST-T変化がない所見である（**図1**）[1]．V_1のST上昇を認める時点でほぼ除外される．V_1～V_4誘導での陰性T波出現が有名である

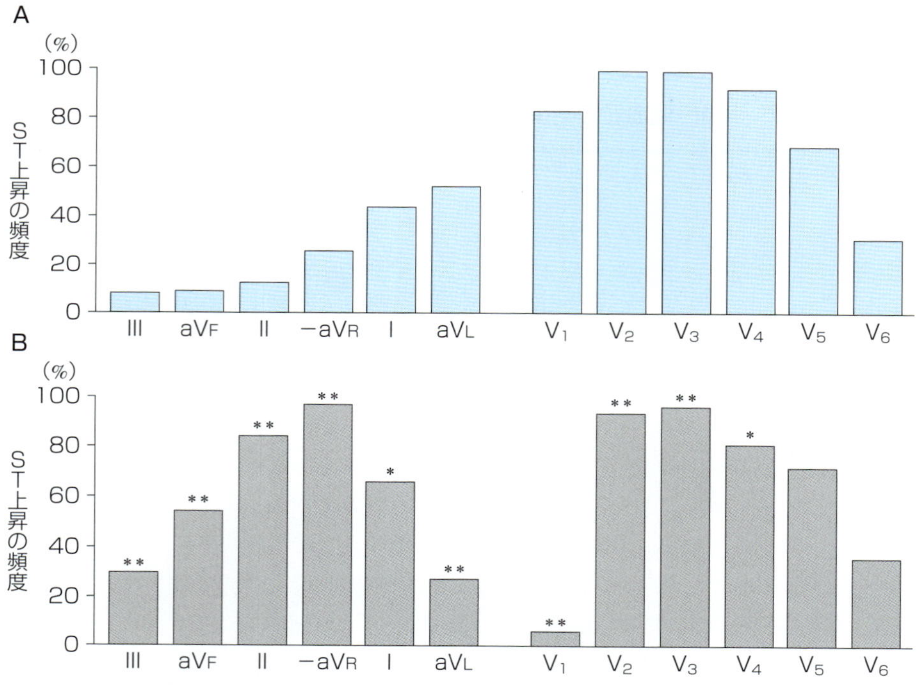

図1　急性前壁梗塞とたこつぼ心筋症におけるST上昇の分布の違い

A：急性前壁梗塞，B：たこつぼ心筋症．

肢誘導はCabrera配列で表示．急性前壁梗塞では，左前下行枝の灌流する前側壁でST上昇を認め，たこつぼ心筋症では心尖部を中心に広範に（V_1誘導を除く）ST上昇を認める．

＊：p<0.05，＊＊：p<0.01 vs. 急性前壁梗塞．ST上昇は，前胸部誘導では>1.0 mm，肢誘導では>0.5 mmの場合に有意とした．

（文献1より改変）

が，これは亜急性期の所見となる．

また心尖部障害であり，下壁誘導のみのST上昇は急性期のたこつぼ心筋症として考えにくい所見である．

急性肺塞栓では，右室の急激な圧負荷による心電図変化を呈する．それは，I誘導での右軸偏位・III誘導のq波，陰性T波・V_6でのS波が特徴的であるが，すべてそろうことは少ない[2]．一番感度が高い所見は，洞性頻脈である．積極的に急性肺塞栓を疑う所見は，この12誘導心電図上はない．

II，III，aVFでのST上昇より，下壁梗塞が強く示唆される．aVLでのST低下はミラーイメージであり，この組み合わせで急性下壁梗塞はほぼ確定される．

2. 急性の虚血部位の拡がり

急性の下壁梗塞で，問題となるのは責任冠動脈である．すぐにPCI（percutaneous coronary intervention）になるので，急性冠症候群とわかれば，ER心電図の役割は終わるが，考察を加える．

ST上昇は，III＞IIであり右冠動脈病変を示唆し

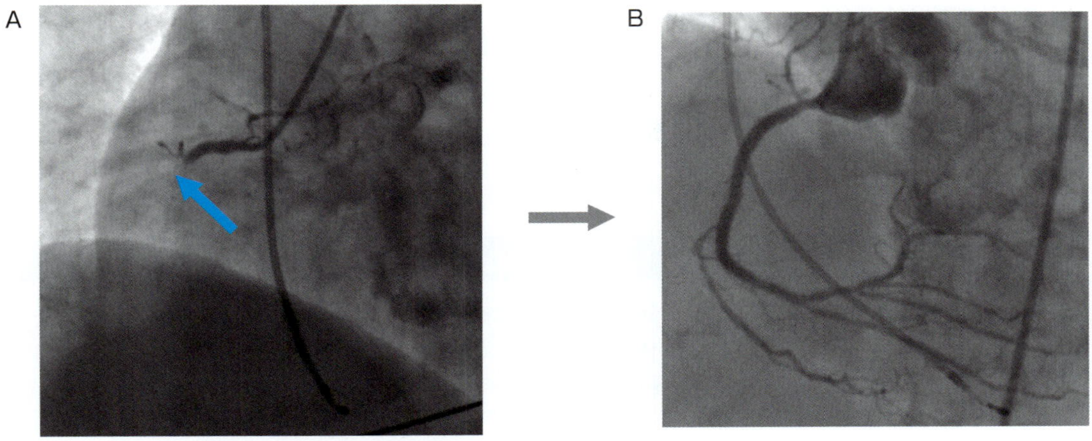

図2 70代女性のPCI前後の右冠動脈造影所見
A:RCA #1 total occlusion，B:RCA after PCI.

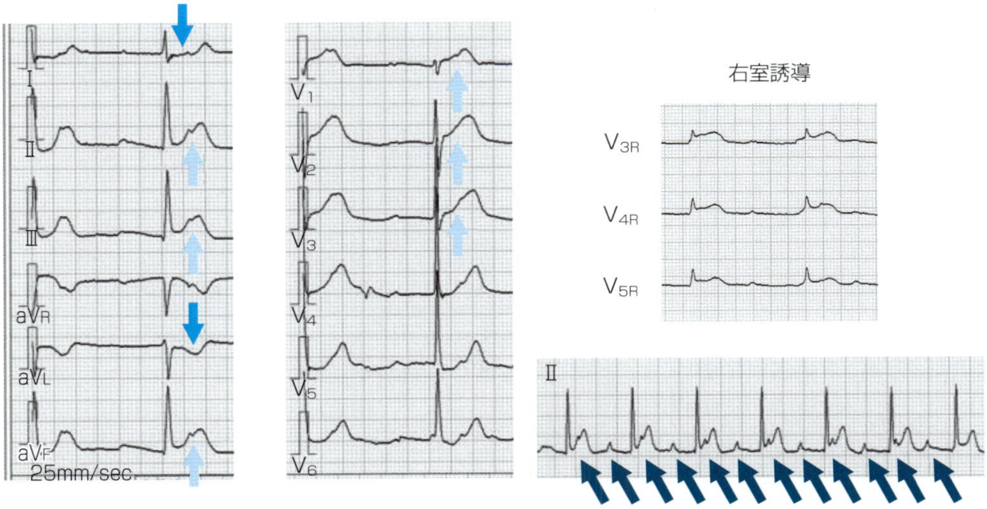

図3 70代女性のER初回心電図

ている．

ミラーイメージとしてのST低下がV_1〜V_3でないのは，右冠動脈近位部閉塞（主な右室枝より近位）を意味する．右室梗塞によるV_1〜V_3でのST上昇が，ミラーイメージを打ち消すためである．

右室梗塞が問題となるのは，血行動態上の異常が生じる場合である．この症例では低血圧が生じており，緊急のPCIが望まれる．右冠動脈PCI前の造影所見を提示する（**図2**）（左冠動脈は正常であった）．再灌流後は，大きな右室枝が認められる．

右側胸部誘導を提示する（**図3**）．日頃から見慣れておかないと，V_{4R}のST上昇に自信がもてないものである．R波高に対するST上昇の比率が高いことに注目する．

3. 右冠動脈病変での房室ブロックの出現

右冠動脈の急性冠症候群では，徐脈・房室ブロックの出現が多く，責任冠動脈の推定に役立つ．これらが生じる原因として，①房室結節動脈の虚血，②迷走神経の過緊張，がある．洞性徐脈は主に後者による．

刺激伝導系は虚血耐性が強く，経時的に房室ブロック・徐脈の改善を示す[3]．特にPCIに成功すると，直後より解除されることが多い．

文 献

1）小菅雅美：心電図診断の極意 急性冠症候群とその鑑別疾患．日本医事新報社，88，2020
2）Stein PD, et al.:The electrocardiogram in acute pulmonary embolism. Prog Cardiovasc Dis 17:247-257, 1975
3）Antman EM, et al.:Arrhythmias in acute myocardial infarction. Mann D, et al.(ed)：Braunwald's Heart Disease:A Textbook of Cardiovascular Medicine. Saunders, 1245-1257, 1997

ワンポイントアドバイス

- 胸部不快感を主訴に搬入された患者は，急性冠症候群の除外から始まる．すぐに記録した心電図も，その気になって読み込む．徐脈であること自体に違和感を覚えるべきである．
- P波とQRSの1：1の関係性を確認し，ST-T変化を0.5 mm単位で判定する．
- ミラーイメージも探す．右側・背部の誘導も記録する．健常人の心電図とは異なる感度でみる．
- 心エコー検査ができるならば，心電図変化のある部位を丹念に評価する．手練れの技師がいたら，検査をお願いする．
- よくわからなかったら，上級医へすぐ確認するのも診断術の1つである．

（築島直紀）

Column

心室頻拍の治療

心室頻拍(ventricular tachycardia:VT)は，心停止，心肺蘇生，電気ショックといった言葉と関連づけられやすい．心室頻拍→意識がなくて倒れている→電気ショックで蘇生，あるいは死．心室細動はそのような経緯になるが，心室頻拍では，血圧が保たれる「脈ありVT」になることもある．意識が保たれている状態では電気ショックがすぐにかけられない．しかし，脈があって意識が保たれているが，頻拍のため苦しい．症状が軽微であれば落ち着いて対処できるが，重篤な症状を伴うケースでは，こちらもかなり動転する．鎮静して電気ショックで頻拍を停止させるのが基本だが，電気ショックには不整脈の再発を抑制する効果はない．せっかくショックが成功しても，短時間のうちに何度も再発を繰り返すことがある(VTストーム，という)．電気ショックと同時進行で，強力な抗不整脈薬(おもにアミオダロン)で頻拍の再発を抑制する．それでも無効であれば深い鎮静を導入する．自律神経や心筋細胞の状態が不整脈に対して抑制的になるためである．数日から1週間程度でストームが落ち着くことも多いが，そうでなければ人工心肺などが最後の砦になる．心臓移植になる人もいる．

心室頻拍アブレーション治療で救命できる例もある一方で，不整脈が落ち着いた後に結局心不全で命を落とす患者も多い．それだけ心臓も全体的に悪いことが多いからである．

(筒井健太)

4 偶然発見された無症候性の頻拍

症例

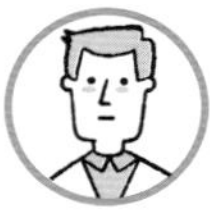

高血圧と糖尿病で加療中の60歳の男性．定期外来受診時に頻脈を呈していた．12誘導心電図を示す（図A）．

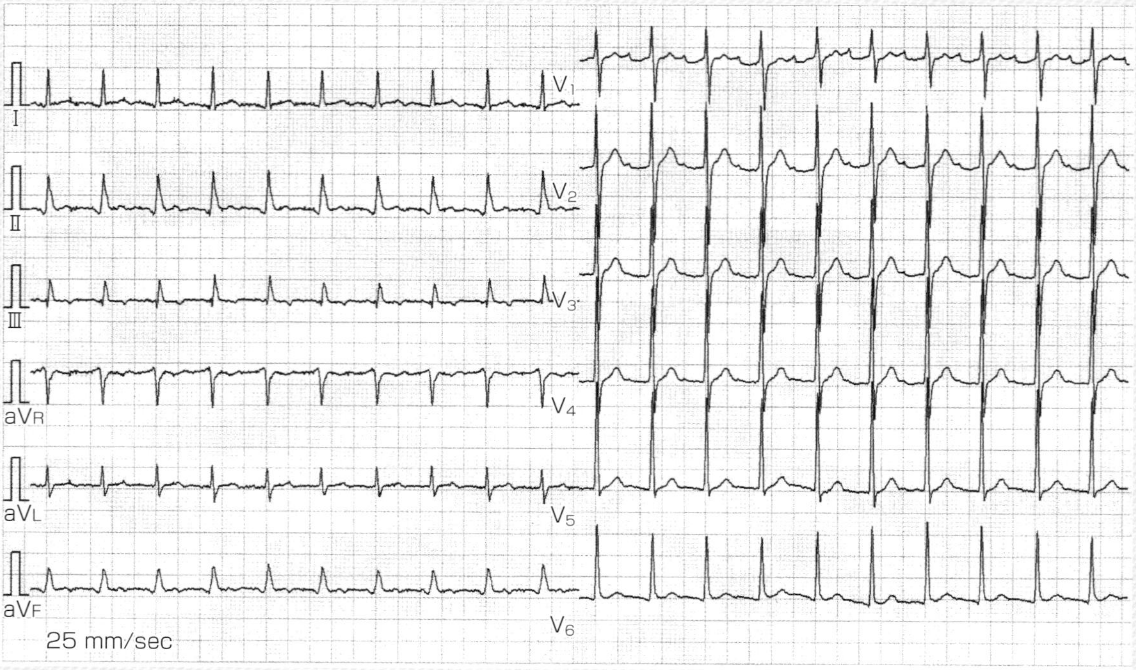

図A

心拍約130/分の頻拍である．RR間隔が一定でQRS幅は狭く，「narrow QRS regular tachycardia」とよばれるものである．頻拍の機序を解明することは治療方針の決定に際して大きな意味がある．

Question 1

narrow QRS regular tachycardiaの機序ではないものはどれか.

a. 房室結節リエントリー性頻拍　b. 反方向性房室リエントリー性頻拍　c. 心房頻拍
d. 心房粗動

Question 2

narrow QRS regular tachycardiaの鑑別に有用な所見・手技はどれか(複数選択可).

a. 頻拍中のP波の位置　b. 頻拍のレート　c. ATP投与　d. リドカイン投与

Question 3

本症例の治療について，適切なものはどれか.

a. 血行動態が不安定な場合には，直流通電を行うか，ランジオロールまたはジゴキシンを静注してレートコントロールを行う.
b. 心機能低下を伴っている場合には，I群抗不整脈薬を静注して速やかに洞調律化をはかる.
c. 速やかに直流通電を行い，その後4週間の抗凝固療法を行う.
d. 洞調律復帰後，まずI群ないしIII群抗不整脈薬による予防を試み，無効時にカテーテルアブレーションを考慮する.

Answer

Q1. **b.** 反方向性房室リエントリー性頻拍

Q2. **a.** 頻拍中のP波の位置，**b.** 頻拍のレート，**c.** ATP投与

Q3. **a.** 血行動態が不安定な場合には，直流電流を行うか，ランジオロールまたはジゴキシンを静注してレートコントロールを行う．

解説

1. narrow QRS regular tachycardiaの機序

narrow QRS regular tachycardiaの機序を表に示す．房室リエントリー（atrioventricular reentrant tachycardia：AVRT）は房室副伝導路（いわゆるKent束）を利用するマクロリエントリーである．正方向性房室リエントリー（orthodromic AVRT）では興奮が房室結節を下行，副伝導路を上行するため，QRS幅は狭いが，反方向性房室リエントリー（antidromic AVRT）では興奮が房室結節を上行，副伝導路を下行するため，QRS幅が広くなり，wide QRS tachycardiaとなる．

心房頻拍，発作性上室頻拍，心房粗動の鑑別はしばしば容易ではなく，心房頻拍を上室頻拍に含める考え方もある．ごく大雑把なイメージとしては，ある程度広い領域を興奮が旋回している（マクロリエントリー）ものが上室頻拍，異常自動能やミクロリエントリーを機序とし，狭い領域を起源として，そこから周囲に興奮が広がる巣状興奮様式（centrifugal pattern）を呈するものが心房頻拍である．心房頻拍と心房粗動は頻拍のレートや心電図上の等電位線の有無で鑑別するが，これも絶対的な基準ではない．厳密な診断には電気生理学的検査が必要となる．

2. narrow QRS regular tachycardiaの鑑別診断

narrow QRS regular tachycardiaの鑑別にあたっては，まず心拍数に着目する．心拍140～150/分のときは，まず2：1房室伝導の心房粗動を疑う．実際に粗動であれば，心電図をじっくり眺めているうちに規則的な粗動波がみえてくるものである．どうしても粗動波がみえてこないようなら心房粗動は考えにくい．心拍200/分以上の高度の頻脈は，房室リエントリーを疑うが，抗不整脈薬によって粗動周期が延長した1：1房室伝導の心房粗動の可能性も考慮する．

表 narrow QRS regular tachycardiaの機序

発作性上室頻拍	正方向性房室リエントリー
	房室結節リエントリー（通常型・非通常型）
	洞結節リエントリー
	心房内リエントリー
心房頻拍	
洞頻脈	
房室接合部性頻拍	
房室伝導比一定（特に2：1）の心房粗動	

心房粗動らしくないときは，P波を同定する．副伝導路を逆行性に利用する正方向性房室リエントリーでは，QRS波の直後にII・III・aVF誘導で陰性の逆行性P波を認める．通常型房室結節リエントリー（房室結節遅伝導路を順行性に，速伝導路を逆行性に利用する）では，P波はQRS波に埋没してまったくみえないか，あるいはQRS波終末部に重なってpseudo r' あるいはpseudo s patternを呈する（図1）[1]．

RRの後半部分にP波があるとき（long RP' tachycardia）は，P波形に注目する．洞性P波と同形なら洞頻脈または洞結節リエントリーを疑う．洞頻脈ではPQ時間は短縮しており，洞結節リエントリーでは若干延長していることが多い．II，

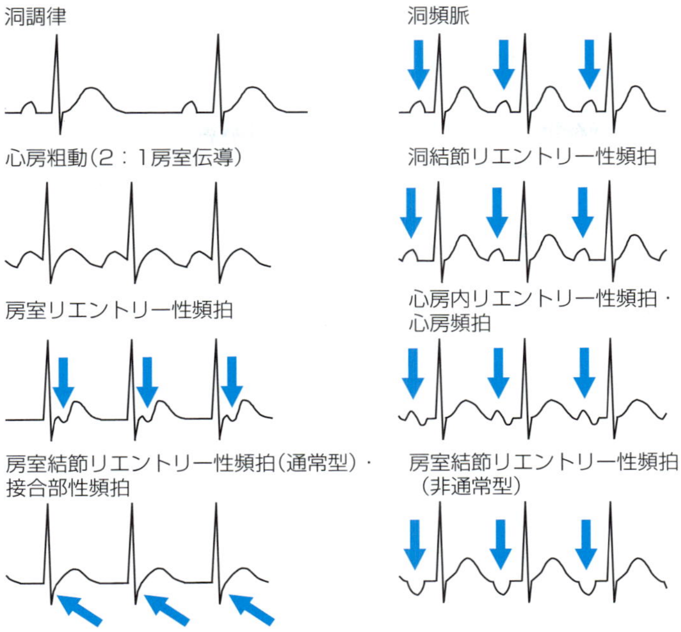

図1 QRS幅の狭い，RR間隔一定の頻拍の心電図波形（文献1より改変）

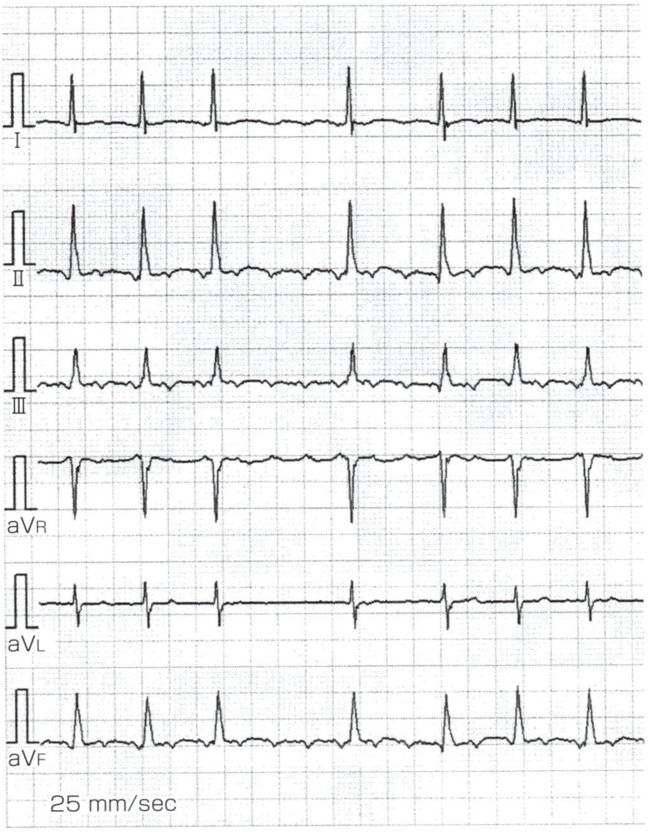

図2 ATP静注直後の心電図記録

III，aVF誘導における深い陰性Pは逆行性P波を示唆し，非通常型房室結節リエントリーや，伝導の遅い副伝導路を利用する房室リエントリーを疑う．いずれにも合致しないときは心房内リエントリー，または心房頻拍を考える（図1）．

アデノシン三リン酸（adenosine triphosphate：ATP）（トリノシン® S注射液）静脈内投与は頻拍の機序を解明するにあたり，非常に有用である．房室リエントリーや房室結節リエントリーは，房室結節を頻拍回路に含むため，ATPにより99％以上の確率で停止する．洞結節リエントリーも結節組織を回路の一部として利用すると考えられており，停止する可能性がある．一部の心房頻拍は極少量のATPで停止し，ATP感受性心房頻拍とよばれる．一方で，心房内リエントリー，心房頻拍の多く，および心房粗動では，房室伝導は抑制されるが，頻拍自体は持続し，RR間隔が延長してP波や粗動波が顕在化するため，診断が容易となる．本例でもATP少量投与により粗動波が明瞭となり，心房粗動の確定診断が得られた（図2）．

リドカインは心房筋や結節組織に対する作用を有しておらず，narrow QRS regular tachycardiaの治療や機序解明には用いられない．

3. 心房粗動の急性期治療

①洞調律化

血行動態が不安定な場合，症状が強く日常生活に支障がある場合，心筋虚血を認める場合，心不全が増悪する場合は，速やかに静脈麻酔下に電気的除細動を行う．心房粗動に対する抗不整脈薬の停止効果はさほど高くないため，筆者は薬理学的除細動をほとんど行わない．薬理学的除細動の際には，粗動周期の延長や抗コリン作用による房室伝導亢進により極端な頻脈が誘発される可能性があるため，事前に非ジヒドロピリジン系Ca拮抗薬（ベラパミルなど）やβ遮断薬の静脈内投与により房室伝導を抑制しておく．また，心機能低下例やペースメーカによるバックアップのない洞不全症候群・房室ブロック例では抗不整脈薬投与は原則禁忌である．

②レートコントロール（心拍数調節）

洞調律化に成功しなかった場合，レートコントロールを行う．通常は非ジヒドロピリジン系Ca拮抗薬やβ遮断薬（ランジオロールなど）を投与するが，血行動態が不安定あるいは心機能低下例ではジギタリスの静脈内投与が汎用される．ランジオロールは心機能低下例であっても投与可能であるが，高度の心機能低下例や低血圧例では十分に注意する．

③抗凝固療法

心房細動に準じる．すなわち，血行動態が安定していて，持続48時間以上（あるいは発症時期不明）の心房粗動では，除細動前に3週間以上の抗凝固療法を施行するか，経食道心エコーで心房内血栓を否定した後に除細動を施行する．除細動後には4週間の抗凝固療法を施行する[2)]．

4. 心房粗動の慢性期治療

カテーテルアブレーションが第一選択となる．特に三尖弁輪－下大静脈間峡部依存性心房粗動に対するカテーテルアブレーションは有効性・安全性ともきわめて高い．さしたる意味もなく経過観察すると心房リモデリングが進行し，しばしば心房細動を合併するようになるため，早期の施行が望ましい．

カテーテルアブレーション不成功例や患者が希望しない場合は薬物治療を行う．ただし，薬物による心房粗動の予防は困難で，レートコントロールが主な目的となる．心機能が正常であれば，I群抗不整脈薬＋非ジヒドロピリジン系Ca拮抗薬またはβ遮断薬の併用投与，あるいはIII群抗不整脈薬（ベプリジル・ソタロール）を投与する．中等度以上の心機能低下例ではβ遮断薬が第一選択薬となる．抗凝固療法を心房細動に準じて施行する[2)]．

文　献

1) 安喰恒輔：上室頻拍．山下武志（編著）：あなたも名医！あぁ～どうする?!　この不整脈．日本医事新報社，29-34，2011
2) 日本循環器学会，他（編）：不整脈薬物治療ガイドライン（2020年改訂版）〔https://www.j-circ.or.jp/old/guideline/pdf/JCS2020_Ono.pdf〕

ワンポイントアドバイス

ATP投与法

①末梢ラインを確保する．
②投与開始量は2 mgを推奨する．この投与量で頻拍が停止する場合にはATP感受性心房頻拍が示唆される．
③ATPは希釈せずに急速静注し，直ちに十分量（10〜20 mL）の生理食塩液などで後押しする．
④無効時には2〜3分ごとに5 mg，10 mg，20 mgと増量する．
⑤投与直後，ほぼ全例で一過性ながら強い胸部苦悶感や灼熱感が出現するので，事前に説明しておく．
⑥ATPは房室結節を回路に含む頻拍の99%以上を停止できるが，予防効果はない．そのためいったん停止はするが再び頻拍が開始する場合には他薬剤へ変更する．

（安喰恒輔）

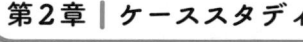

5 動悸と息ぎれを主訴に紹介された82歳男性

症例

82歳の男性．以前から発作性心房細動で近医に通院中であった．普段の脈拍は70/分台であるが，昨晩から120/分台となり労作時息ぎれも自覚して近医受診．ベラパミル40 mgを内服したが無効で発作性上室頻拍として紹介された．QRSはnarrowでII，III，aVFの下壁誘導で陽性のP波とV_1でも陽性P波があるようにみえる（図A）．胸部X線では少量の胸水を認め，心エコー検査では左房は拡大し，左室壁運動も低下していた．

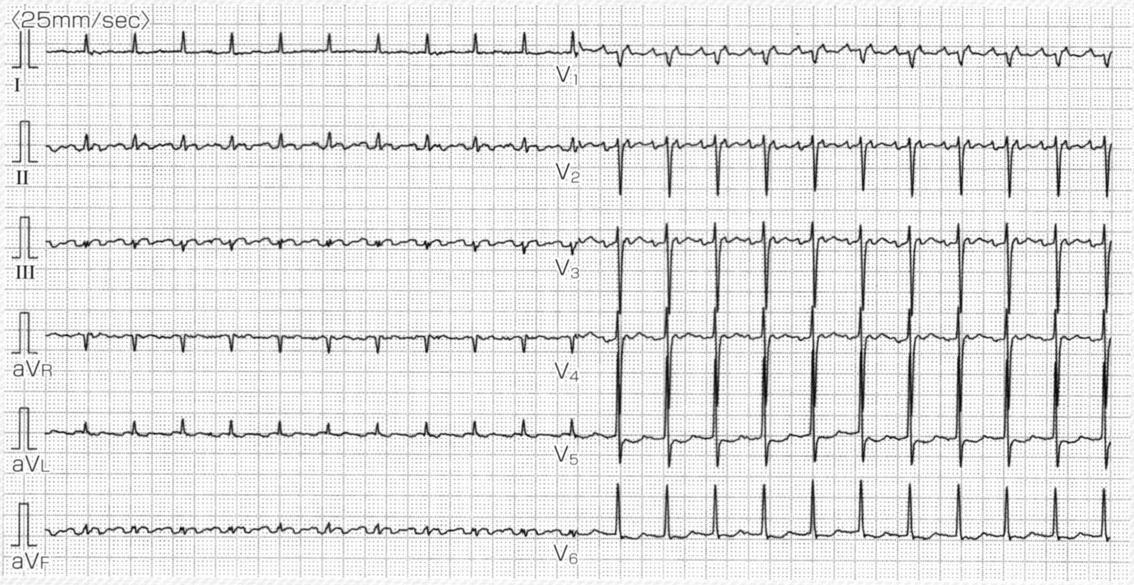

図A

Question 1

この頻拍の診断はどれか.

a. 洞頻脈　b. 発作性上室頻拍　c. 心房粗動(非通常型粗動)

Question 2

この患者で上記の鑑別に有用なのはどれか. 2つ選べ.

a. アデノシン三リン酸(ATP)急速静注　b. ベラパミル静注　c. V_1誘導をよく観察する

Question 3

本例の抗血栓療法はガイドラインに基づけばどうすべきか.

a. 抗血小板薬　b. 抗凝固薬　c. 抗血栓療法の適応はない

Answer

Q1. c. 心房粗動(非通常型粗動)

Q2. a. アデノシン三リン酸(ATP)急速静注，**c.** V_1誘導をよく観察する

Q3. b. 抗凝固薬

解説

洞調律はI，II，aVFで陽性，V_1で陽性または陽性＋陰性のP波となる．洞頻脈には痛い，苦しい，発熱，貧血，甲状腺機能亢進などのhyperdynamic state，肺塞栓などの閉塞性，脱水などhypovolemicな原因を伴うことが多い．P波形からも否定される．

発作性上室頻拍(paroxysmal supraventricular tachycardia：PSVT)は，逆向性P波がみえない房室結節リエントリー性頻拍，逆向性P波が明らかな房室回帰性頻拍，long RP' 頻拍ともよばれる心房頻拍の3つに分類される．3つとも極端な頻脈でなければP・QRS間に基線が存在する．本症例の心電図では四肢誘導で常に波打っておりPSVTらしくない．

1. 心房粗動でも鋸歯状波が目立つとは限らない

現在，心房粗動は通常型と非通常型に分類され，前者は右房解剖学的峡部といわれる三尖弁輪と下大静脈間を電気回路に含みカテーテルアブレーションでほぼ根治できる．三尖弁輪を前からみて反時計回転に旋回するものは下壁誘導で典型的な鋸歯状波を呈し(図1)，時計回転に旋回するものは下壁誘導で山なりの粗動波を示すが頻度は低い．通常型心房粗動の周期は普通300/分程度で，2：1伝導では150/分程度の心拍数になるので150/分前後のPSVTをみたら必ず心房粗動を鑑別にあげる．ただしNa^+チャネル遮断薬が入ると伝導が遅くなり頻拍周期が延長する．図2Aは心房粗動にシベンゾリンを使用したときの心電図である．220/分に延長した心房粗動興奮が房室結節を1：1伝導し，左脚も伝導遅延して完全左脚ブロックになったため心室頻拍と見間違う．ベラパミル投与で2：1伝導になるとnarrow QRS(図2B)となった．心房細動・粗動に対するNa^+チャネル遮断薬使用はこの点に注意が必要である．

2. 非通常型心房粗動とは

非通常型心房粗動は右房峡部を回路に含まない粗動の総称で，傷害された心房筋領域や開心術の手術痕を旋回するものなど左房に頻拍回路をもつものが多く，僧帽弁輪を旋回する僧帽弁粗動(mitral flutter)も含まれる．心電図の波形は多種多様で，通常型心房粗動のうち，時計回転のものは体表面心電図では非通常型心房粗動と鑑別が困難である．本症例も心房が高度に傷害されており，左房に頻拍回路をもっていた．カテーテルアブレーション後に再発した非通常型心房粗動はさらに粗動波が小さい(図3)．

3. 心房粗動の鑑別にはV_1誘導が有用

通常，PSVTであればアデノシン三リン酸(adenosine triphosphate：ATP)の急速静注で停止するし，ベラパミルの静注でも停止する．ジギタリスは速効性がないのでPSVTの停止には使用しない．心房粗動であればATPでもベラパミルでも房室伝導が抑制され，QRSが脱落し粗動波だけが残るので鑑別に有用である．心房頻拍でも頻拍自体が停止してしまうアデノシン感受性心房頻拍でなければQRSが脱落してP波だけが残るが，その際は明らかな基線があり鑑別される．

本症例では心不全をきたし，左室壁運動も低下していたのでベラパミルの静注は避けるべきである．半減期の非常に短いATPの急速静注はよいだろう．ただし呼吸困難感やpauseなどかなり患者の苦痛を生じるので，心房粗動と確信している場

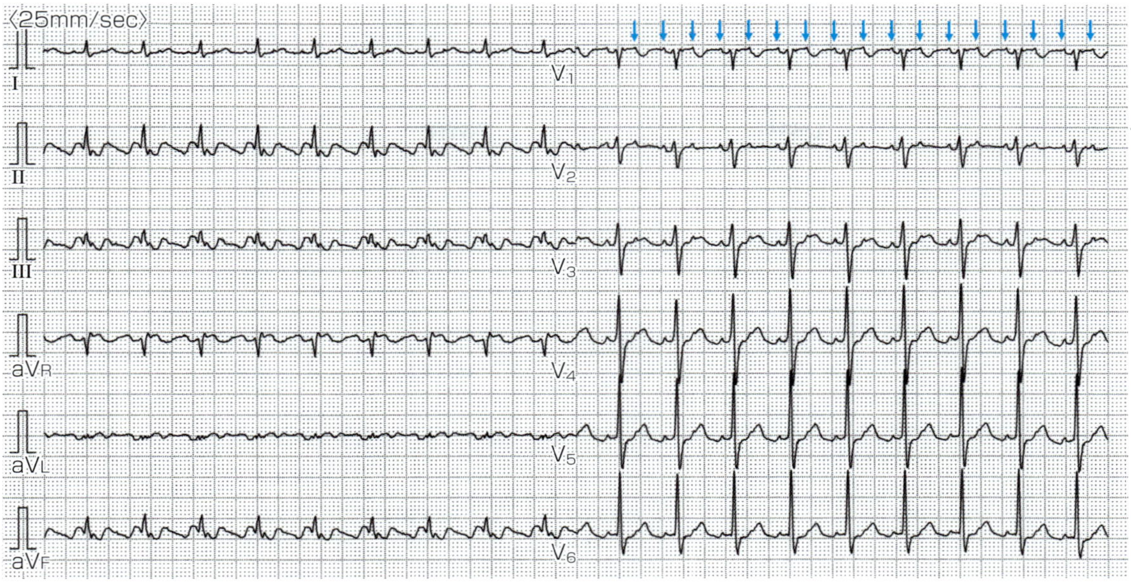

図1 通常型心房粗動
きれいな鋸歯状波である.

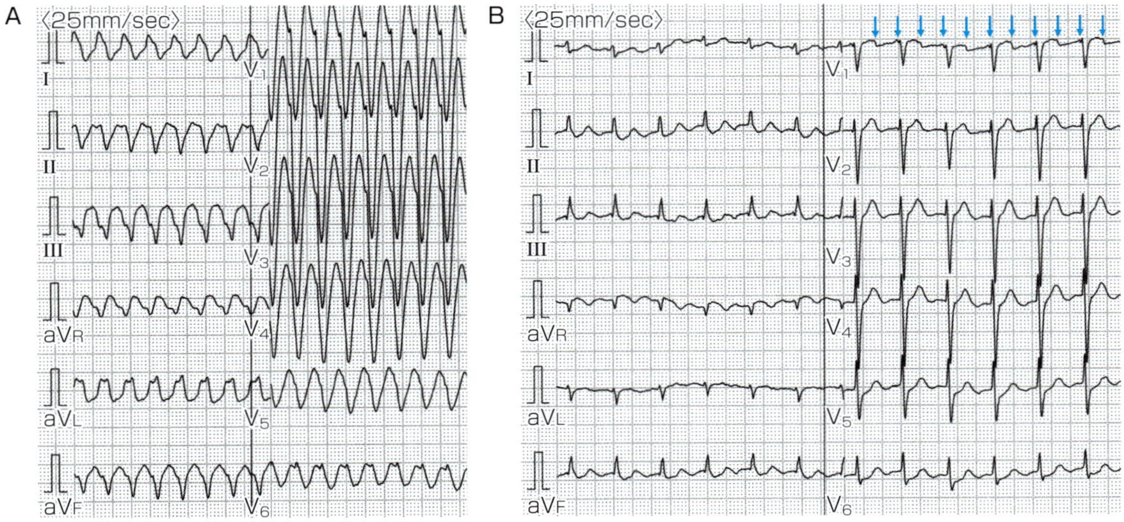

図2 1：1伝導の非通常型粗動
A：頻拍周期が延長し1：1房室伝導して左脚ブロックとなった心房粗動.
B：2：1伝導でQRS幅が正常化した心房粗動（心房粗動の頻拍周期は変化していない）.

合にはおすすめできない.

V_1誘導は心房粗動診断の鍵である. 通常型, 非通常型を問わず, V_1にP波様のF波の一端がのぞけることが多い. 解説の3つの心電図の矢印はそのF波（の一端）を示している. 設問の心電図でもよくわかる. PSVTや洞頻脈と鑑別を要するのは2：1房室伝導の心房粗動なので, RR間隔の1/2の間隔でV_1にそれらしい棘や出っ張りを探すのがコツである. ときにQRSに重なってわかりにくいこともあるが, 見慣れるとほとんどの場合でわかるようになる. 本症例もこれで非通常型心房粗動と確信した.

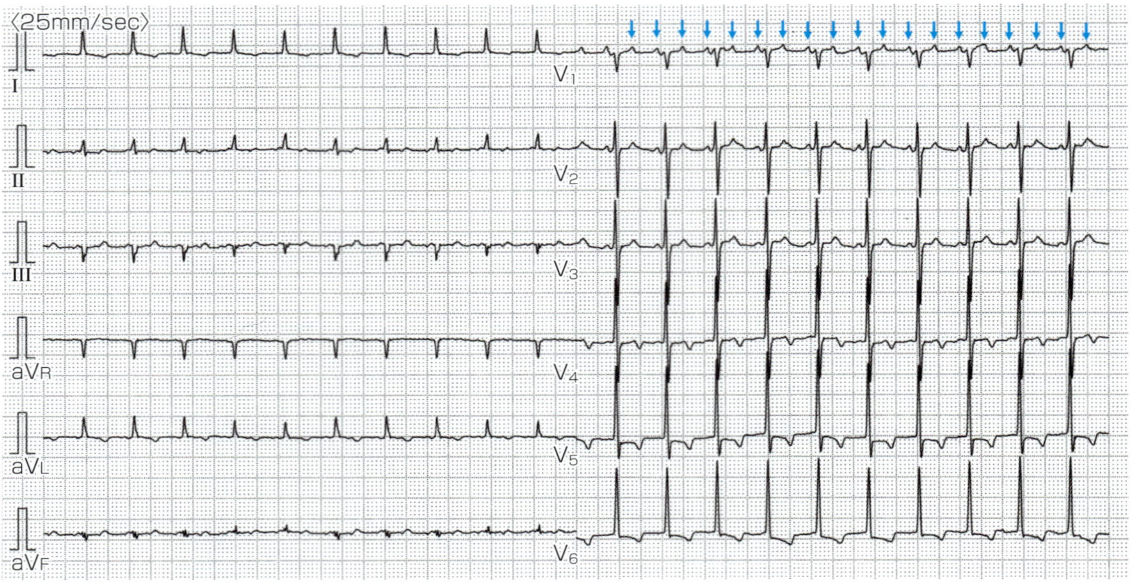

図3　カテーテルアブレーション後に再発した心房粗動

4. 抗凝固療法はどうするか

日本の「2020年改訂版不整脈薬物療法ガイドライン」[1]では，急性期ならび慢性期抗血栓療法は心房細動と同等に管理することが推奨されている．根拠として心房粗動でも電気的除細動前後で血栓塞栓症は1.5～2.2%に生じ，特に48時間以上持続した心房粗動例でリスクが高いと報告されていること，心房粗動の血栓塞栓症予防を目的とした前向き試験やメタ解析でも心房細動と同等のリスクを有すると報告されていることがあげられている．

しかし，これらはすべて欧米の報告であり，さらに最近台湾からの報告で，心房粗動だけの（心房細動が以前に指摘されていない，その後も心房細動がない）患者では血栓塞栓症リスクは心房細動患者より低く一般人コントロールとほぼ同じであり，心房粗動患者の抗凝固療法を再考すべきだと主張がなされた[2]．心房細動の血栓塞栓症リスクも日本人では欧米人に比較して低いことがわかってきている[3]．抗凝固療法は必要ないのでは？，という意見はあり得る．しかし本症例は，心不全のある高齢の心房粗動で，実際，数年後にワルファリンが十分コントロールされていたにもかかわらず心原性脳梗塞を発症した．また心房細動と同様に心房粗動でも洞調律化（cardioversion）した後には心房気絶現象が生じ，一時的に心房収縮がさらに低下して血栓リスクが高まる．これは薬物学的でも電気的でも，自然停止でも生じる現象で，人為的除細動後4週間の抗凝固療法が推奨されるゆえんである．結論としてはガイドラインに従うことをおすすめする．

5. 実際にはどう対応したか

前述のガイドラインで，心血行動態が安定している場合は非ジヒドロピリジン系Ca拮抗薬の静注がクラスIであるが，本症例は安定しているとはいえずβ遮断薬ランジオロールまたはジゴキシンの静注がクラスIIaとなる．実際にはジゴキシンを静注し1日経過をみても心拍数がコントロールされなかったため，ワルファリン投薬中であったが経食道心エコー（transesophageal echocardiography：TEE）で心内血栓を除外して電気的cardioversionを行った．TEEでは左房内は著明なもやもやエコーを認め，左心耳血流も著明に低下していた．

心房粗動は頻脈になりやすく心不全をきたしやすい．前述の台湾の論文[2]でも心不全発症率は心房細動と同等であったと報告されており，アブレーションを含めた積極的治療がすすめられる．

6．心房細動アブレーション時代

心房粗動は心房細動のおまけであり，頻度もまれだと思う読者も多いかもしれない．しかし，機序は割愛するが心房細動アブレーション後は非通常型心房粗動の発症が増える．心房細動アブレーションが普及した現在，心房粗動の診断と対応は必須の課題である．

文　献

1）日本循環器学会，他：2020年改訂版不整脈薬物治療ガイドライン〔https://www.j-circ.or.jp/old/guideline/pdf/JCS2020_Ono.pdf〕
2）Lin YS, et al.:Comparison of clinical outcomes among patients with atrial fibrillation or atrial flutter stratified by CHA2DS2-VASc score. JAMA Netw Open 1:e180941, 2018
3）Suzuki S, et al.:Incidence of ischemic stroke in japanese patients with atrial fibrillation not receiving anticoagulation therapy. Circ J 79:432-438, 2015

ワンポイントアドバイス

・心拍数150/分前後で脈が整なら，2：1伝導の心房粗動を鑑別に．
・心房細動の既往があれば可能性が高い．
・心房細動アブレーション後は典型的鋸歯状波でないことが多い．
・V_1誘導に注目し，RR間隔の真ん中に粗動波がないかチェック．
・心房粗動では抗凝固療法の適応を検討．
・Na^+チャネル遮断薬単独使用は1：1伝導となり致死的になり得る．

（平位有恒）

6 労作時の胸苦しさを主訴に受診した70代女性

症例

70代の女性．既往症は高血圧．
数日前より，労作による胸苦しさを自覚するようになり，外来を受診．意識清明，体温36.5℃，血圧188/78 mmHg，脈拍52/分，呼吸数11回/分，SpO_2 98%（室内気），胸部聴診異常なし．対称性両下肢浮腫あり．腹部所見異常なし．神経学的異常所見なし．

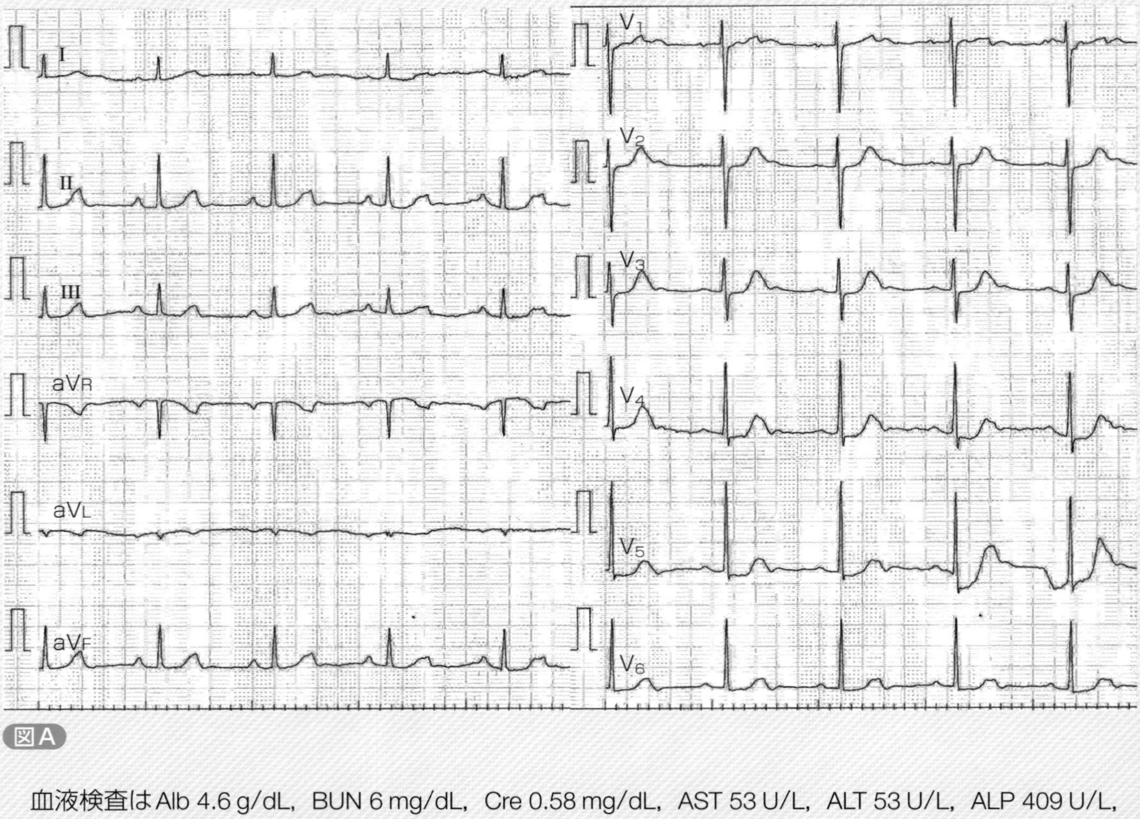

図A

血液検査はAlb 4.6 g/dL，BUN 6 mg/dL，Cre 0.58 mg/dL，AST 53 U/L，ALT 53 U/L，ALP 409 U/L，γ-GTP 86 U/L，CK 58 U/L，Na 146 mEq/L，K 3.8 mEq/L，Cl 106 mEq/L，HbA1c 5.6%，CRP 0.22 mg/dL，D-dimer 1.0 μg/mL，トロポニンI 4.1 pg/mL，BNP 218.2 pg/mL，WBC 1万600/μL，RBC 489万/μL，Hb 14.7 g/dL，Plt 23.3万/μL．

胸部X線検査は心胸郭比60%，肋骨横隔膜角は両側鈍だが，ほかに肺野の異常所見はなし．

心エコー検査は左室壁運動は良好，軽度僧帽弁閉鎖不全あり．

Question 1

この心電図(図A)に認める房室ブロックはどれか.

a. 1度房室ブロック　b. 房室伝導比2：1の2度房室ブロック
c. 完全房室ブロック

Question 2

循環器医師への紹介はどのタイミングがふさわしいであろうか.

a. 同日中　b. 近日中　c. 紹介の必要はない

Question 3

本症例のような心電図のpitfallにどのように対応すべきだろうか.

a. 機械の自動判読を参考にする　b. 右側胸部誘導を確認する
c. 長めに心電図を記録する

Answer

Q1. b. 房室伝導比2：1の2度房室ブロック

Q2. a. 同日中

Q3. c. 長めに心電図を記録する

解説

1. 症例の経過

心電図は2:1ブロックである（図1）．脳性ナトリウム利尿ペプチド（BNP）上昇や体液貯留所見は，心不全を示唆し，肝機能障害はうっ血肝が疑われた．症状の性状からは，虚血性心疾患の関与が完全に否定できず，冠動脈造影を施行したが，冠動脈病変はなかった．他の房室ブロックの原因となる因子も除外され，特発性と判断された．精査加療目的に入院となったが，同日中に完全房室ブロックへと移行した（図2）．ペースメーカ手術が行われ，症状および肝機能障害の改善が得られた．

2. 心電図のみで勝負するのは不利

本症例の心電図判読で難しいポイントは，「著しい徐脈でない」ところと，「ブロックされたP波がT波にうまい具合に埋もれて目立たない」ところである．慣れた医師でも，心電図以外の情報がなければ，洞調律とするかもしれない．

ちなみに機械の自動判読は洞調律と判定している．機械の自動判読は，波高が小さくなだらかなP波の同定を苦手とするため，2：1ブロックは見逃されることが多い．難易度の下がる図2の心電図においても，機械の自動判読は心房粗動疑いと判定しており，完全房室ブロックを認識できていない．

本症例に限ったことではないが，“心電図のみ”で診断しようとすると，しばしば足元をすくわれる．

3. 診断に至る思考回路

ここで大切なのは，本症例の心電図が，健診やスクリーニングで記録されたものではなく，労作時の胸苦しさを主訴に来院した患者のものであるという点である．主訴から，何となくでも心疾患の可能性を想起できれば，心電図を判読する際に，異常判定をする閾値が下がる．また，鑑別診断を進めるために各種検査の追加をしようと考えるだろう．BNPを含めた血液検査，胸部X線検査，心エコー検査，などの結果から心不全の病態が疑われれば，非専門医であれば循環器医師へのコンサルトを考慮するであろうし，循環器医師であればさらに慎重な目で心電図を読影することになる．

「異常が何かあるはず」という気持ちで心電図をみると，細かいところまで認識できる．“心不全にしては”徐脈傾向であることが気になり，「洞不全」「房室ブロック」の有無を確認すべく改めて凝視すると，T波のなかのノッチに目線が行き，2：1ブロックなのではないかという考えに至ることができる（図1）．

4. 心電図による分類と伝導障害部位

房室ブロックの心電図による分類を表にまとめた．心電図による分類は，伝導障害部位の推定に有用である．

通常，房室ブロックの伝導障害部位は，房室結節内，His束内，His-Purkinje線維，のいずれかである．His束以下（His束内を含む）の伝導障害は完全房室ブロックへの移行率が高く，予後不良の要因とされる．Wenckebach型の伝導障害部位は房室結節内が多いのに対して，Mobitz II型の伝導障害部位は原則的にHis束以下であり，リスクが高い．

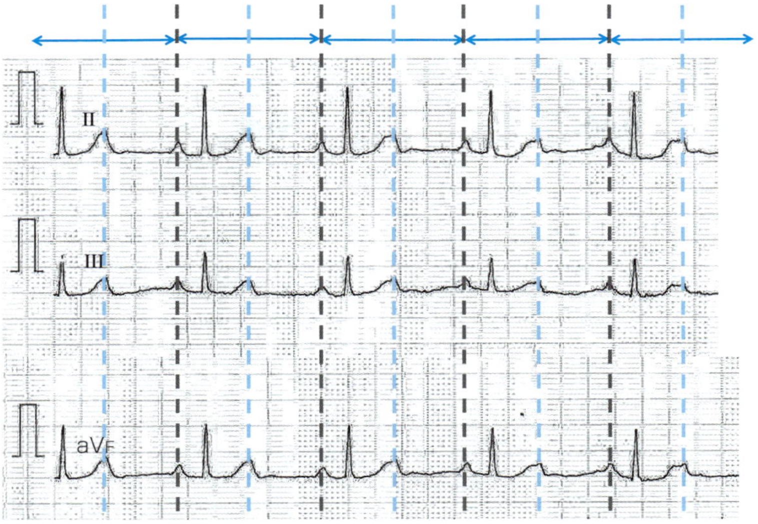

図1 来院時の心電図

明瞭なP波（灰色破線）の中点（青色破線）に注目すると，T波の後半にP波と思われるノッチが確認でき，2：1房室ブロックを疑う．II，III，aVF誘導は通常P波の波高が大きいので埋もれたP波を視認しやすい．

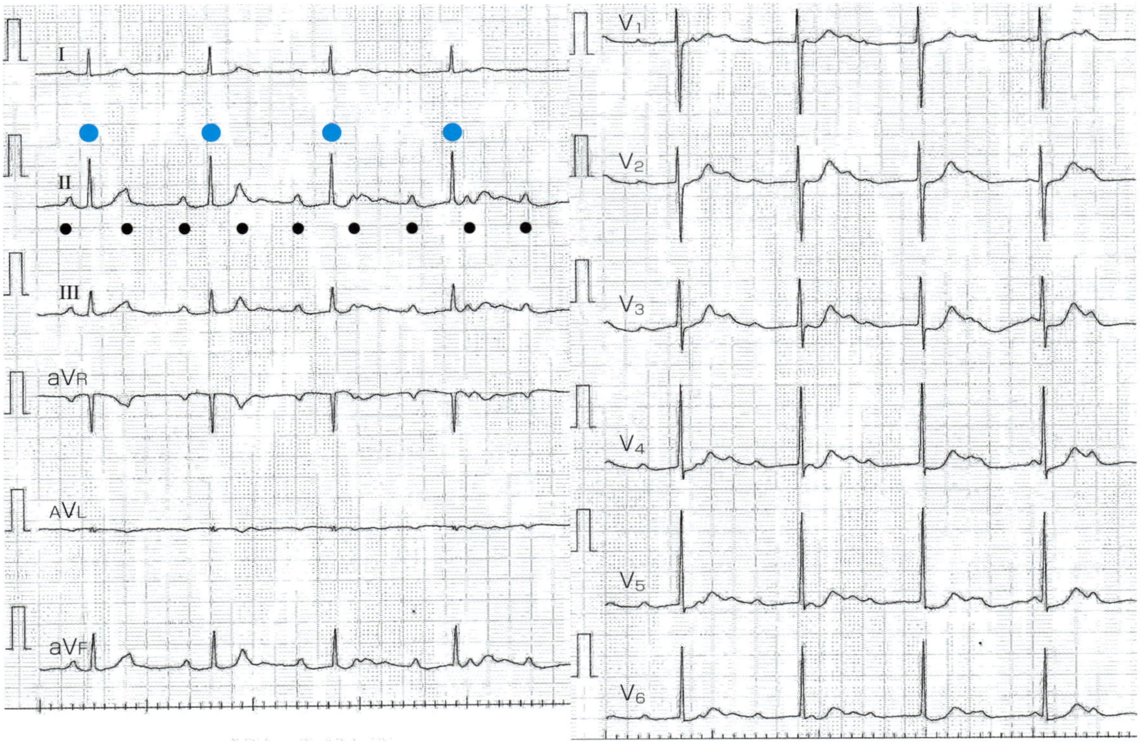

図2 完全房室ブロック

P波（黒丸）とQRS波（青丸）は，それぞれ独立したリズムで発生している．

表　房室ブロックの心電図による分類

1度房室ブロック	PR間隔の延長を認めるが，P波に続くQRS波は欠落しない	
2度房室ブロック	P波に続くQRS波が間欠的に欠落する	「Wenckebach型（Mobitz I型）」 PR間隔の延長を伴って，QRS波が欠落する 「Mobitz II型」 PR間隔の延長を伴わず，QRS波が欠落する 「2：1ブロック」 2回に1回の割合で，P波に続くQRS波が欠落する 「高度房室ブロック」3：1ブロック以上の房室ブロック
3度房室ブロック	房室伝導は完全に消失し，P波とQRS波は互いに無関係に出現する	

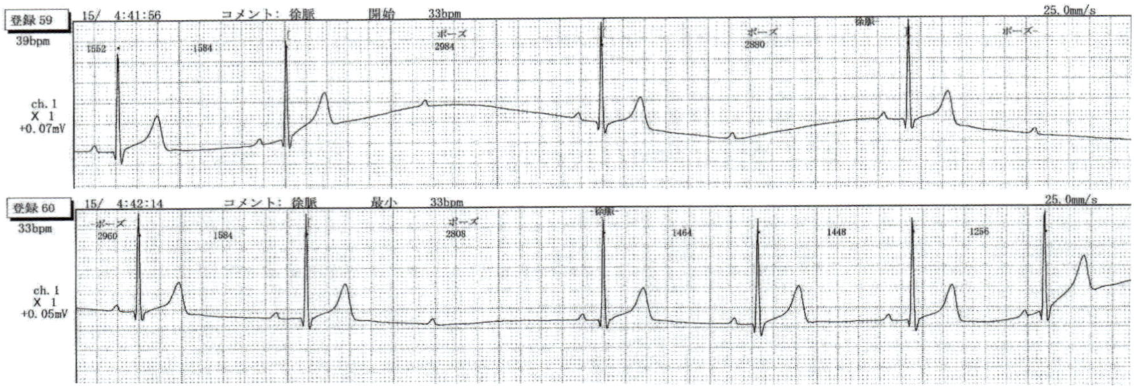

図3　夜間に認められた2：1ブロック
直後にはWenckebach型2度房室ブロックを認める．

5．2：1ブロックの扱い

一般的に，2：1ブロックは間欠的なQRS波の脱落を伴うという意味で2度房室ブロックに含まれる．しかし，心房-心室伝導が2拍以上連続でつながらないため，「心電図のPR間隔延長の有無」を根拠とするWenckebach型とMobitz II型の分類は用いることができず，別枠として取り扱われる．

ちなみに，「高度房室ブロック」という用語は3：1ブロック以上（3：1ブロック，4：1ブロック，……）の房室ブロックであり，厳密には2：1ブロックは高度房室ブロックに含まれない．

また，混乱しやすいところであるが，3：1ブロックとは，3回に1回房室伝導がみられる状態であり，3回に1回房室伝導が途切れる状態ではない．

6．2：1ブロックのリスク

2：1ブロックの15～20％は房室結節内の伝導障害で，残りはHis束以下の伝導障害を有すると報告されている[1]．また，2：1ブロックの5年予後を報告した文献によると，有症状群は無症状群よりも有意に予後が悪く，ペースメーカ治療なし群はペースメーカ治療あり群よりも有意に予後が悪かった[2]．

このような結果も踏まえ，原則として有症状の2：1ブロックはペースメーカの適応とされている．無症状の2：1ブロックに関しては，Holter心電図，運動負荷，電気生理学的検査などでリスク評価を行い，年齢や職業などの患者の社会的背景まで考慮して，治療方針を決める．

図3は健診で洞性徐脈を指摘されて精査となった，無症状の30代のアマチュアアスリートのHolter心電図である．夜間に一時的な2：1ブロックを認めるが，直後にはWenckebach型2度房室ブロックが確認できる．また，後日の運動負荷では最大200/分までの房室伝導の追従がみられた．このような例では，2：1ブロックの伝導障害部位は房室結節内であると考えられ，安易にペースメーカ治療を施行するのは患者にとって害である．

文　献

1) Katritsis DG, et al.:Electrophysiological testing for the investigation of bradycardias. Arrhythm Electrophysiol Rev 6:24-28, 2017
2) Shaw DB, et al.:Survival in second degree atrioventricular block. Br Heart J;53:587, 1985

ワンポイントアドバイス

・心電図所見は患者情報があってこそ解釈できる．
・症状，年齢，既往，職業，など様々な要素によって，その解釈は変わってくる．

（金森健太）

7 動悸を主訴に受診した40歳女性

症例

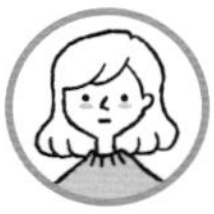

40歳の女性．特に既往なく，以前より安静時の動悸および労作時には呼吸困難を自覚しており外来を受診した．

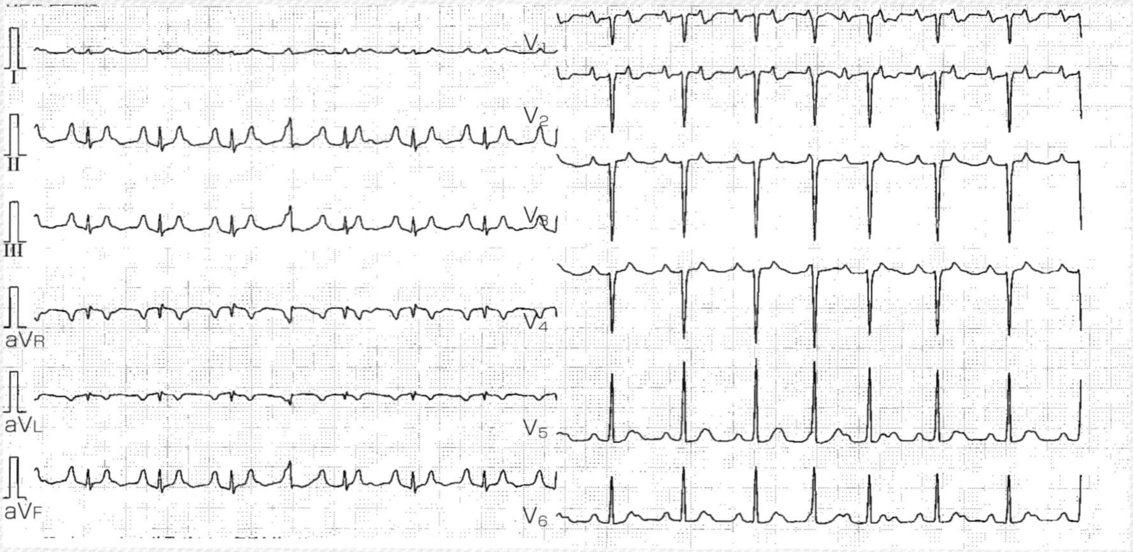

図A

心拍93/分．心電図自動診断では洞調律，PR延長，II，III，aV_FのP波増高あり，右房拡大の診断であった（図A）．

Question 1

患者は動悸を訴え，労作時の呼吸困難を自覚している．心電図の調律は何か．

a. 洞調律　b. 心房頻拍の可能性がある　c. 心房粗動の可能性がある

Question 2

「心房頻拍」とすればどこが起源として推定されるか．

a. 上大静脈起源　b. 左肺静脈起源　c. 冠状静脈洞入口部起源

Question 3

心エコー検査では左室拡大，左室駆出率（left ventricular ejection fraction：LVEF）40％までの低下を認めており，頻脈誘発性心筋症による心不全が疑われた．頻脈誘発性心筋症による心不全の予後はどのように考えられているか．

a. 予後良好である　b. 予後不良である　c. どちらとも言い切れない

Answer

Q1. b. 心房頻拍の可能性がある
Q2. a. 上大静脈起源
Q3. c. どちらとも言い切れない

解説

動悸を主訴に来院される患者でまず入口となる心電図であるが，心拍がやや早い際に一見洞調律にみえたり，自動診断で洞調律と判定されても，実は頻拍性不整脈であることがしばしばある．

本症例ではV_1，V_2のT波の波形が不自然なことに着目すると（図1），心房波が心室波の2倍の数で規則的に出現していることが疑われ，P波とP波の間には等電位線を認めており，いわゆる2：1伝導の心房頻拍（atrial tachycardia：AT）と考えられる．洞調律時の心電図があれば，それと比較することで気づきやすくなる．

1. ATの機序

次の3つに大きく分類される．

①異常自動能
②撃発活動
③リエントリー

異常自動能や撃発活動型のATは飲酒時，慢性閉塞性肺疾患の増悪時，電解質異常時など一過性に出現することが多く，特に交感神経系の興奮を高める状況が頻拍の誘因となることが多い．

一方，リエントリー性のATは，一般的には器質的な疾患をもつ患者に発生しやすく，リエントリーという頻拍回路を成立させるような心房筋の変性や線維化，また心臓手術による心房切開線の存在などが関与している．

2. ATの起源について

ATに対し12誘導心電図のP波の波形を用いて，focal ATの起源予測が可能であることが報告されている[1]．本症例の心電図ではII，III，aVF誘導のP波が通常の洞調律のP波より波高が高いことから，洞結節よりさらに遠位側から刺激が伝導してくることを意味し，上大静脈（superior vena cava：SVC）や近接している右肺静脈（right superior pulmonary vein：RSPV）起源が鑑別にあがる．34例の心電図検討の報告では，両者の鑑別にV_1誘導の波形は推測に有用とされており，V_1誘導のP波が＋/－の二相性であることは，陽性尤度比80%，陰性尤度比74%でSVC起源を推測するとされ，有用性の高い指標であると報告されている[2]．本症例ではII，III，aVF誘導のP波の波高増大とV_1誘導の二相性P波からSVC起源のATと診断をした（図2）．

3. 頻脈誘発性心筋症

本症例は図3のように日中を中心に常時頻拍傾向であり，労作時の呼吸困難症状および左室収縮能低下を認めていた．ATによる頻脈で心機能低下を伴う心不全症状をきたすことがあり，頻脈誘発性心筋症という病態が推定される．

頻脈誘発性の心不全は，1913年に心房細動の患者で初めて報告をされ，1949年には頻脈性心房細動のコントロールにより心不全は改善を認めるという，いわゆる可逆性の心不全であることが指摘された．1962年には頻脈誘発性関連の心筋症の実験モデルの作成が動物で可能となり，以後，頻脈誘発性心筋症という実態について，動物実験モデルや実臨床のなかで様々な研究がなされてきている．現在は心拍やリズムの正常化により心機能が可逆的に正常化することで一般的には予後は良好と考えられている一方，持続性頻脈による心筋ストレインの減少や心筋線維化の進行があると不可逆的な心筋症になり得ることもあり，突然死の報告もあることから予後不良の疾患とも考

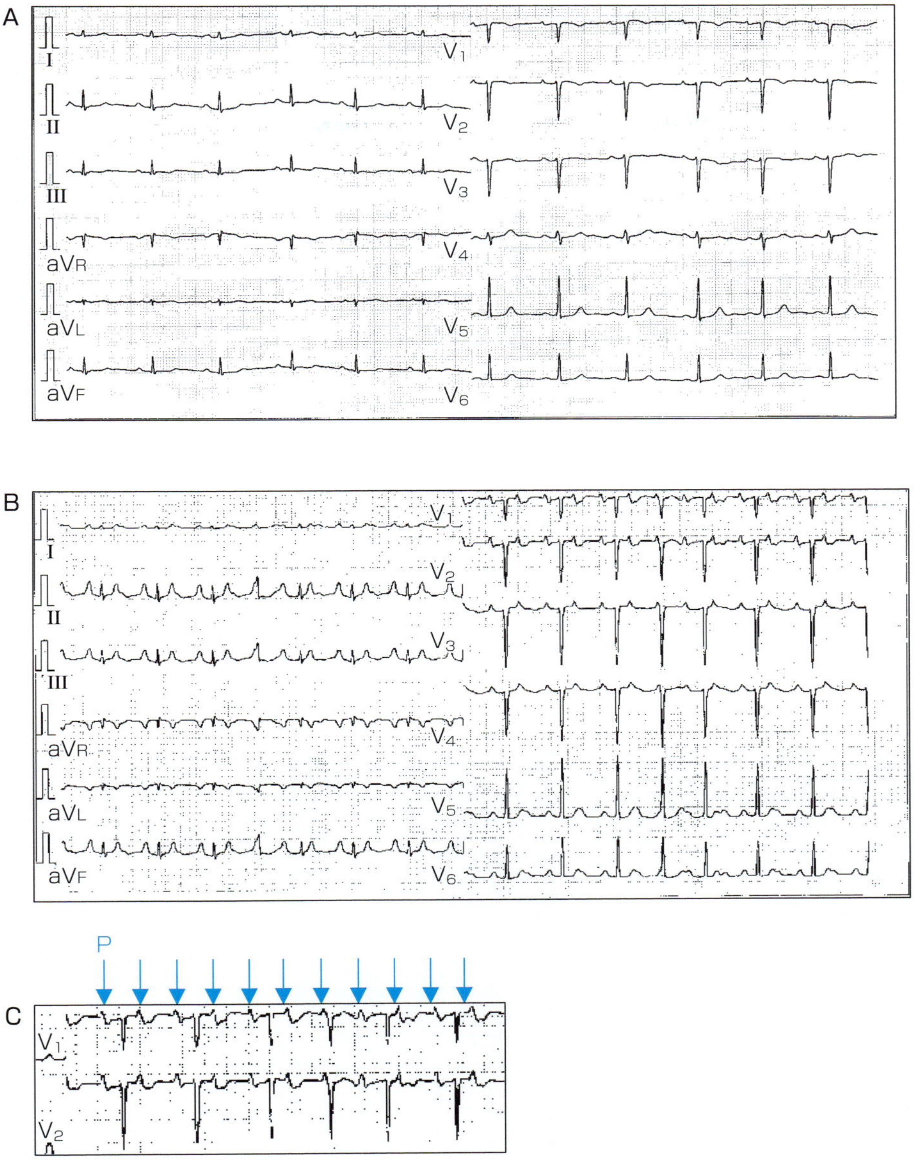

図1　12誘導心電図

A：洞調律時．B：動悸時．C：BのV1，V2誘導の拡大図．
Bでは心房2：心室1の伝導比の心房頻拍となっている．

えられている[3)]．

また216例の局所興奮型のAT患者の検討では，8.3%に頻脈誘発性心筋症による心不全症状を認めたという報告があり，若年，持続性のATであることが独立した予測因子であったと報告されている[4)]．

4．治療方法

リズムの正常化には抗不整脈薬のIc群やIII群を，房室伝導を抑制して心拍を減らすにはβ遮断薬やベラパミルを用いる．本症例では薬物治療を導入後も，リズムコントロール不良で心不全症状を伴うATであったため，カテーテルアブレーションによる根治治療を選択した．

本症例では図4に示すように3Dマッピングを使用して治療を行うと，ATはSVC－右心房接合部を起源として巣状興奮で広がる頻拍であり，同

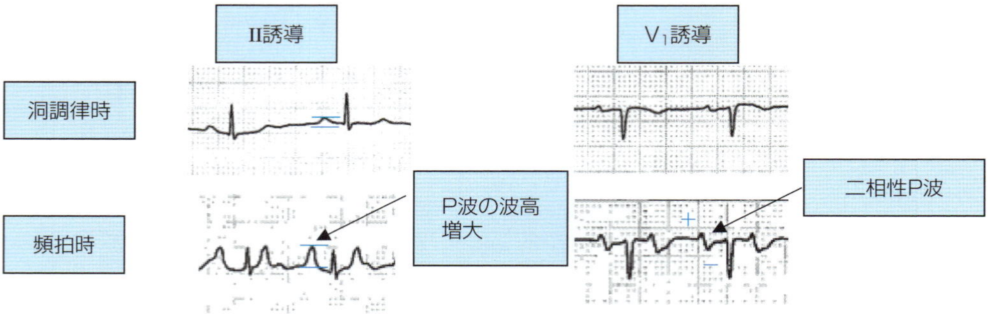

図2　本症例での洞調律時と頻拍時のP波形の比較

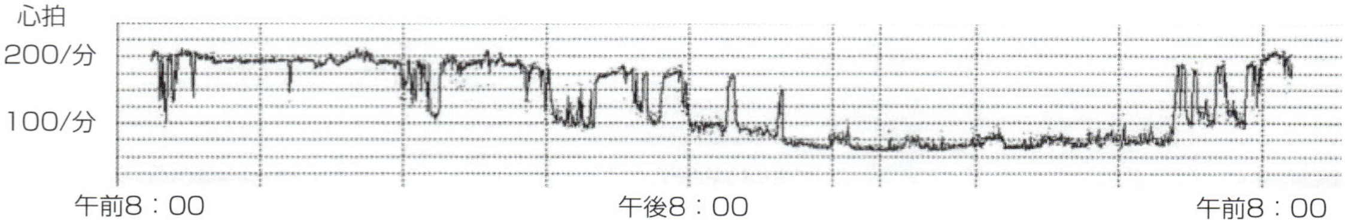

図3　Holter心電図における心拍の日内変動

総心拍183,770/日.

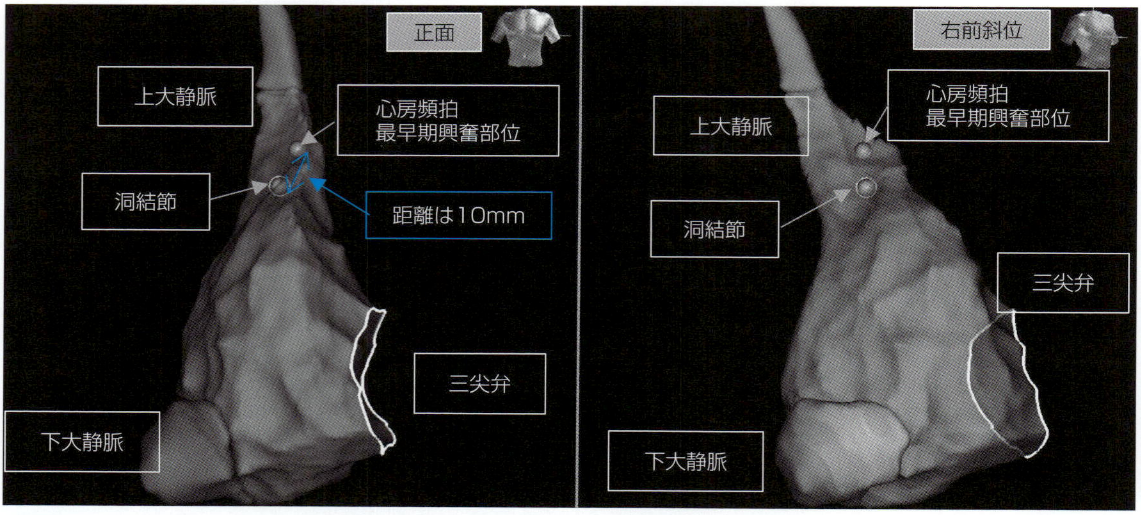

図4　3Dマッピング(EnSite)での心房頻拍起源と洞結節の位置関係 ［カラー口絵①］

部位の通電で頻拍は停止を認めた．洞調律時にマッピングを施行すると，洞結節から10 mm離れた部位が頻拍起源であり，洞結節と近接をしていたが，洞機能の低下に至ることなく手技を終了することができた．AT停止後は心機能はLVEF 40%から60%へ改善を認め，自覚症状も消失し，1年間頻拍の再発なく経過をしている．

文　献

1）村川裕二：循環器科の心電図．南江堂，157-167，2018
2）Kuo JY, et al.:P wave polarities of an arrhythmogenic focus in patients with paroxysmal atrial fibrillation originating from superior vena cava or right superior pulmonary vein. J Cardiovasc

Electrophysiol 14:350-357, 2003
3) Gupta S, et al.:Tachycardia mediated cardiomyopathy:pathophysiology, mechanisms, clinical features and management. Int J Cardiol 172:40-46, 2014
4) Ju W, et al.:Tachycardiomyopathy complicated by focal atrial tachycardia:incidence, risk factors, and long-term outcome. J Cardiovasc Electrophysiol 25:953-957, 2014

ワンポイントアドバイス

・本症例のように洞調律時の心電図が存在しない場合，QRS幅が狭いRR間隔が整な頻拍に対して洞性頻脈と迷うことも想定される．その場合は迷走神経刺激やアデノシンの使用で房室結節の興奮が抑制されるため心拍数が低下し，P波の心電図波形がみやすくなり，鑑別に有用である．ただアデノシンは半減期が短いため急速投与が必要なことと，喘息の患者には禁忌であることに留意が必要である．
・近年になり，不整脈に起因する可逆性の心筋症を包括した「不整脈誘発性心筋症(arrhythmia-induced cardiomyopathy:AIC)」という概念が提唱されている．頻脈誘発性心筋症だけでなく，心室期外収縮誘発性心筋症，心房細動誘発性心筋症の3つの疾患により構成され，不整脈全体への治療介入がさらに重要視されつつある．

（秋吉基光，加藤信孝）

8 心室細動で救急搬送となった20代男性

症例

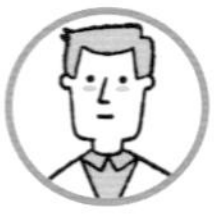

20代の男性．X−1年に下垂体腺腫摘出術を受けて，近医クリニックにて各種ホルモン補充療法中であった．X年α−1月になり，頻回に低カリウム血症に伴う周期性四肢麻痺症状を起こしていた．X年α月に心室細動蘇生後にて気管挿管後に当院へ救急搬送されICU入室となった．

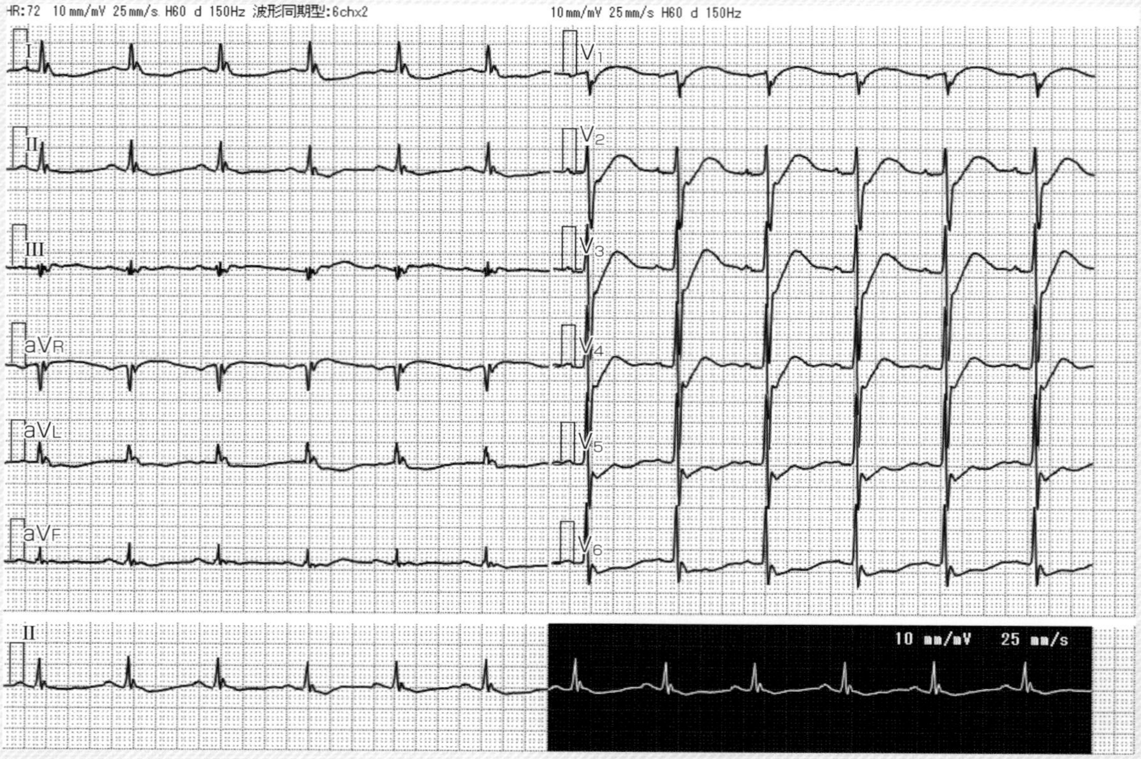

図A

Question 1

心電図(図A)ではQTc 556 msecとQT延長を認める．そのほかに認める心電図所見はどれか．

a. ST上昇　b. T波増高　c. J波

Question 2

QT延長に最も影響すると考えられる電解質異常はどれか．

a. 低カリウム血症　b. 低ナトリウム血症　c. 高マグネシウム血症

Question 3

本症例に対する第一選択の治療はどれか．

a. アミオダロン　b. 植込み型除細動器　c. カテーテルアブレーション

Answer

Q1. c.　J波

Q2. a.　低カリウム血症

Q3. b.　植込み型除細動器

解説

J波の定義については，「ST-T接合部の上昇，QRS終末部にみられるノッチやスラーで，近接する2誘導以上で0.1 mV以上の上昇を示すもの」とされている．設問の心電図では，I，II，III，aVL，aVFにJ波が認められる．健常者でのJ波所見の出現頻度は5～20%程度であり，これまでは良性所見と考えられてきた．しかし，特発性心室細動(ventricular fibrillation：VF)（器質的心疾患なしに発生するVF）の患者にJ波所見が高率に認められることが判明し，フランスのHaïssaguerreらによって早期再分極(J波)症候群(early repolarization syndrome：ERS)という疾患概念が提唱された[1]．表1[2]に早期再分極およびERSの診断基準を示す．

1. 入院後経過

ICU入室後もVFを3回ほど繰り返したが(図1)，心肺蘇生法で洞調律に復帰を認めた．設問の心電図では，高度の低カリウム血症(K 1.8 mmol/L)に伴うと思われるQT延長を認めた．心エコーは左室駆出率55%と正常下限で，左室肥大や局所の壁運動異常なく，有意な弁膜症も認めなかった．緊急心臓カテーテル検査にて冠動脈に有意狭窄病変は認めず，ERSの診断で体外式膜型人工肺(veno-arterial extracorporeal membrane oxygenation：VA ECMO)＋持続的血液濾過透析(continuous hemodiafiltration：CHDF)＋人工呼吸管理となった．その後，神経学的後遺症なく回復し，植込み型除細動器(implantable cardioverter defibrillator：ICD)を植込んだ．

2. QTcについて

設問の心電図では，明らかなJ波を認め，QTcは556 msecと延長していた．QRS波の始まりからT波の終末までの間隔をQT間隔という．QT間隔は，心臓の再分極の過程をみる指標として重要である．QT間隔は心拍数に比例し，心拍数が上昇するほど短くなるので，測定の際には心拍数の影響を考慮する必要がある．Bazettの式(QTc＝QT/√RR間隔)が一般的である．この式で求められたQTの値を，修正された(corrected)QT値という意味でQTcといい，440 msec(0.44秒)を超えた場合に延長と判断される[3]．低カリウム血症，低マグネシウム血症，低カルシウム血症がQT延長の原因となる電解質異常である．

3. ICDの適応(表2)[4]

心肺蘇生歴あるいはVF既往を有するERS・J波症候群に対するICDの適応は，クラスIである．

本症例は若年ということも考慮し，皮下植込み型除細動器(subcutaneous ICD：S-ICD)で突然死の予防を行った(図2)．S-ICDは本体とリードが心臓や血管に触れないため，植込みによる合併症の発生率が経静脈ICDシステムより少ないという利点がある．

4. 低カリウム血症がERSのVFの誘引

本症例は，心機能の保たれたVF発症例であり，ERSに加えて低カリウム血症がVFの誘引となったと推測された．低カリウム血症の補正を行った2週間後の心電図では，J波が目立たず，QT時間もQTc 385 msecと正常範囲となり(図3)，VFの再発なく経過している．

佐藤らは，低カリウム血症がVF発作の誘引と考えられたERSの1症例，ステロイド治療に続く低カリウム血症がVFの誘発因子と考えられたERSの3症例を報告している[5]．低カリウム血症

表1 早期再分極およびERSの診断基準

早期再分極の診断	12誘導心電図において，下壁誘導の2誘導以上または側壁誘導の2誘導以上，ないしはその両者に0.1 mV以上のJ点上昇を伴うスラー型またはノッチ型の早期再分極パターンを認める場合
早期再分極症候群（ERS）の診断	以下の症例に早期再分極パターンを認める場合 • 器質的心異常を伴わないVF症例ないしは多形性VT症例 • 原因が明らかではない心肺蘇生症例ないしは心臓突然死症例

（文献2をもとに作成）

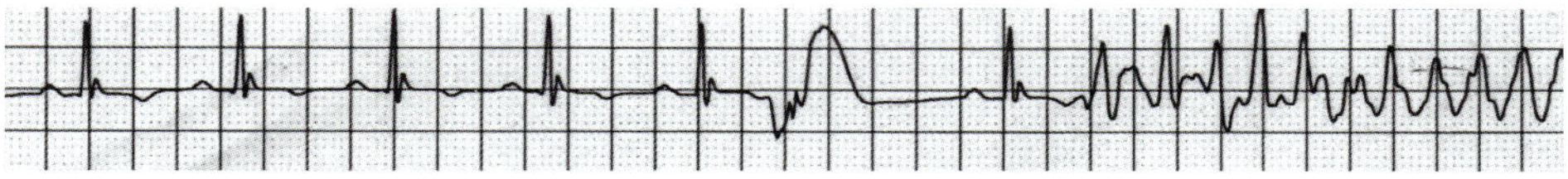

図1 ICU入室後のモニター心電図
洞調律時にJ波を認め，その後，心室細動が出現している．

表2 早期再分極パターンを有する患者に対するICD適応

	推奨クラス
VFまたは心停止の既往を有する患者	I
不整脈原性失神，痙攣，夜間苦悶様呼吸の既往のいずれかがあり，かつ濃厚な若年性心臓突然死家族歴を有する患者	IIb
無症状だが高リスク心電図所見*を有し，かつ濃厚な若年性心臓突然死家族歴を有する患者	IIb
無症状のERパターンを有する患者	III

クラスI：評価法・治療が有用，有効であることについて証明されているか，あるいは見解が広く一致している．
クラスIIb：有用性，有効性がそれほど確立されていない．
クラスIII：評価法・治療が有用でなく，ときに有害となる可能性が証明されているか，あるいは有害との見解が広く一致している．
*：高リスク心電図：下側壁の広範囲な誘導におけるJ点上昇，0.2 mVを超えるJ点上昇，ST分画が水平型（horizontal）もしくは下降型（descending），日内変動，日差変動の大きなJ波．
（文献4をもとに作成）

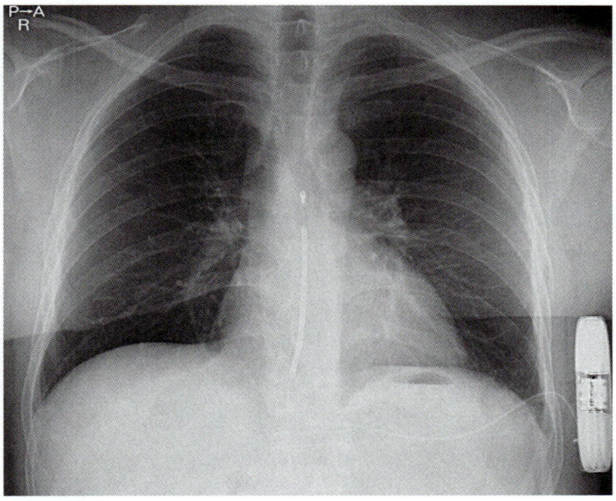

図2 S-ICD植込み後の胸部X線
胸部皮下に留置されたリードと，左側胸部に植込まれたジェネレーターを確認できる．

が再分極相の不均一性を増大する再分極異常の機序に加えて，静止膜電位を浅くすることから，ナトリウム電流を不活性化し，J波が増強するという脱分極の機序も推察されている[6]．さらにJ波症候群における再分極過程の不均一性に，マグネシウムも関与する可能性が示唆されているが，本症例のマグネシウムは2.5 mg/dL（基準値：1.8～2.3）と正常よりむしろ高値であった．

5．ERSの追加治療

ICD植込み後，VFを繰り返す場合には，薬物治療が必要になる．急性期にはβ刺激薬のイソプロテレノール点滴静注が有効とされている．慢性期に用いる内服薬としてはキニジンの有効性が高い．

Nademaneeらは，VFを繰り返すERSあるいはJ波症候群に対するカテーテルアブレーションの有効性を報告している．カテーテルアブレーションは，低電位かつフラグした遅延電位を特徴とす

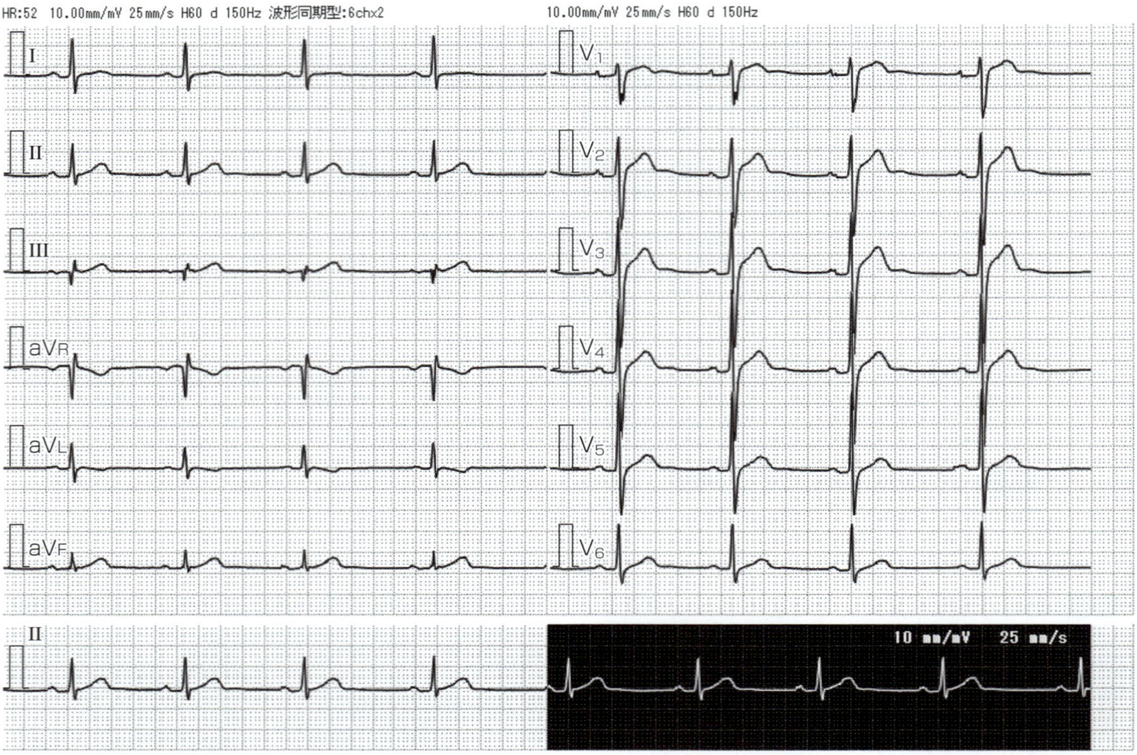

図3 入院2週間後の心電図

る脱分極異常を有する領域（VF基質）に対して行われ，平均31か月のフォローアップの結果，39例（91%）にはVFの再発がみられなかった[7]．

文　献

1）Haïssaguerre M, et al.：Sudden cardiac arrest associated with early repolarization. N Engl J Med 358：2016-2023, 2008
2）Priori SG, et al.：Executive summary：HRS/EHRA/APHRS expert consensus statement on the diagnosis and management of patients with inherited primary arrhythmia syndromes. Heart Rhythm 10：e85-108, 2013
3）松下毅彦：循環器内科学テキスト．メディカ出版，82，2012
4）日本循環器学会，他（編）：不整脈非薬物治療ガイドライン（2018年改訂版）．41，2018〔https://www.j-circ.or.jp/cms/wp-content/uploads/2018/07/JCS2018_kurita_nogami.pdf〕
5）佐藤伸之：電解質異常と早期再分極症候群．心電図 37：126-138，2017
6）Osadchii OE：Mechanisms of hypokalemia-induced ventricular arrhythmogenicity. Fundam Clin Pharmacol 24：547-559, 2010
7）Nademanee K, et al.：Mapping and ablation of ventricular fibrillation associated with early repolarization syndrome. Circulation 140：1477-1490, 2019

ワンポイントアドバイス

- 下壁誘導または側壁誘導に0.1 mV以上のJ点上昇を伴った場合，早期再分極(early repolarization：ER)パターン
- 心肺蘇生歴あるいは心室細動既往を有するERパターンの場合，早期再分極症候群(early repolarization syndrome：ERS)の診断で植込み型除細動器が推奨
- 最近，ERSは，Brugada症候群や特発性心室細動と同様，心膜下心筋症というカテゴリーに分類

（二宮雄一）

9 術前の心電図にてBrugada型心電図を指摘された32歳男性

症例

32歳の男性．胸椎骨折のため，整形外科での術前精査で心電図にてBrugada型心電図を指摘された．術後に総合内科に紹介され，受診した．術前に行われた心エコー検査では異常はみられなかった．安静時12誘導心電図を示す（図A）．なお，突然死の家族歴はない．

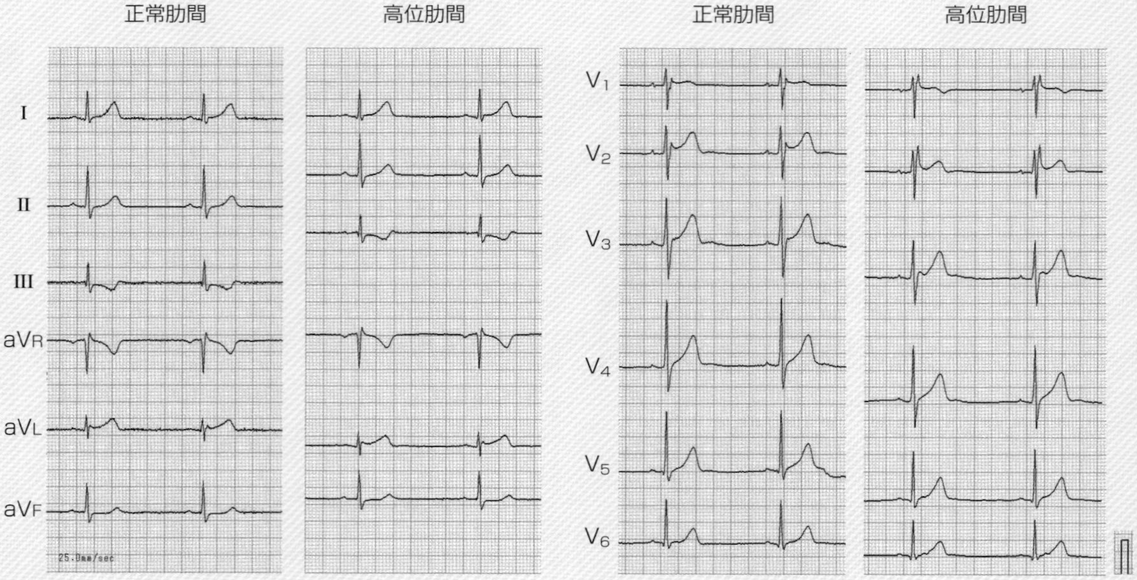

図A

Question 1

本症例の心電図(図A)はBrugada型心電図のうち，いずれに分類されるか．

a. タイプ1　b. タイプ2　c. タイプ3

Question 2

問診上，運動後に前兆症状(嘔気，冷や汗，眼前暗黒感)を伴う，めまいを自覚するとのことであった．動悸や胸部症状は伴わず，失神まで至ったことはない．身体所見や採血検査では特記すべき異常はみられなかった．次に行うべき検査はどれか．

a. Holter心電図　b. 運動負荷試験　c. 電気生理検査

Question 3

本症例では，Na^+チャネル遮断薬負荷検査では心電図変化を認めなかった．方針として最も適当なものはどれか．

a. 電気生理検査　b. 通院のうえ，経過観察　c. 通院不要

Answer

Q1. b. タイプ2

Q2. a. Holter心電図

Q3. b. 通院のうえ，経過観察

解説

Brugada症候群(Brugada syndrome：BrS)は，12誘導心電図の右側胸部誘導(V_1～V_3)でST上昇を認め，心室細動(ventricular fibrillation：VF)を発症し突然死する可能性のある疾患である[1]．

Brugada型心電図は3つのタイプに分類される．タイプ1はJ点が0.2 mV以上上昇するcoved(コブド)型ST上昇を示すものであり，サドルバック(saddle-back)型でJ点が0.2 mV以上上昇するものをタイプ2，saddle-back型でJ点が0.1 mV以上0.2 mV未満である場合はタイプ3としている．提示した症例の心電図はsaddle-back型ST上昇を認め，高位肋間記録でのV_1～V_2誘導でJ点が0.2 mV以上上昇しており，タイプ2と診断される．

1. BrSの疫学・診断

BrSは東アジアで有病率が高く，coved型ST上昇の有所見率はわが国では0.1～0.3%と報告されている．男性に多く発症することが知られており，30～40代に初めて出現する場合が多い[2]．わが国のBrSの心イベント発生率はVF既往症例では8～10%/年と非常に高く，失神既往例では0.5～2%/年，無症候例は0～0.5%/年程度と報告されている[3]．

BrSの心電図診断は日本循環器学会の「遺伝性不整脈の診療に関するガイドライン」[3]に示されている通り，Na^+チャネル遮断薬の投与の有無にかかわらず，高位肋間記録(V_1，V_2が第3または2肋間)も含めた誘導のなかで，1誘導以上でタイプ1心電図を認められる場合としている．VFの有無は問わず，タイプ1心電図を認めればBrSと診断される[3]．**表1**[3]に記載された診断基準の心電図所見1項目と主所見臨床歴を1項目以上満たす場合は有症候性BrS，主所見臨床歴がない場合は無症候性BrSとされる．非タイプ1心電図(タイプ2とタイプ3)のみの場合はBrSと診断されない．

BrSでは心筋Na^+チャネルサブユニット遺伝子(*SCN5A*)の変異が原因遺伝子として同定されており，それ以外にも多くの変異が報告されている．最も有病率が高い変異は*SCNA5A*で，変異検出率は15～30%である．しかし，BrS患者の2/3以上のBrS症例で遺伝子異常が同定できないという報告もある．一方で，わが国の多施設共同研究では*SCN5A*変異と心停止蘇生の既往歴のみが心停止の予測因子であることが明らかとなっており[4]，無症候性BrSのなかから高リスク症例を選別する際の参考所見となり得る．

本症例は，非タイプ1心電図であり，めまいはあるものの，失神歴はなく，家族歴も有していなかった．めまいに関しては，前兆症状を伴い，運動時にみられることから，血管迷走神経反射などの非不整脈源性によるものが疑われる．まずはHolter心電図を行い，めまい時の不整脈の有無やST上昇の日内変動が存在するかを確認しておく．BrSは心房細動(atrial fibrillation：AF)の合併率が高く，無症候性のAFを検出できる可能性がある．

運動負荷試験では交感神経が刺激されてST上昇が軽減することがあり，また運動負荷後に副交感神経が優位となり，ST波形変化が著明となることもある．このため，本症例のように運動後の症状がある症例では運動負荷検査も考慮してもよい．電気生理検査は，自然発生タイプ1心電図で原因不明の失神がある場合，無症候であっても考慮すべき臨床所見(年齢，性別，家族歴)，その他

表1 Brugada症候群の診断基準

1. 必須所見

心電図(12誘導/携帯型)
A. 自然発生のタイプ1心電図(正常肋間あるいは高位肋間記録)
B. 発熱により誘発されたタイプ1 心電図(正常肋間あるいは高位肋間記録)
C. 薬物負荷試験にてタイプ1に移行したタイプ2または3 心電図(正常肋間あるいは高位肋間記録)

2. 主所見

A. 原因不明の心停止あるいはVFまたは多形性VTが確認されている
B. 夜間苦悶様呼吸
C. 不整脈原性が疑われる失神
D. 機序や原因が不明の失神

3. 副所見

臨床所見
A. 他の原因疾患を認めない30歳以下発症の心房粗動・細動
家族歴
B. Brugada症候群と確定診断されている
C. 発熱時発症,夜間就眠時発症,あるいはBrugada症候群増悪薬剤との関係が疑われる心臓突然死を認める
D. 45歳以下の原因不明の心臓突然死を認め,剖検所見で原因が特定されていない
遺伝子検査結果
E. Brugada症候群を特定する病原性遺伝子変異(*SCN5A*)を認める

有症候性Brugada症候群：心電図所見1項目と主所見2-A～2-Dの1項目を満たす場合.無症候性Brugada症候群：心電図所見1項目のみで主所見がない場合.副所見はリスク評価の参考とする.
(文献3をもとに作成)

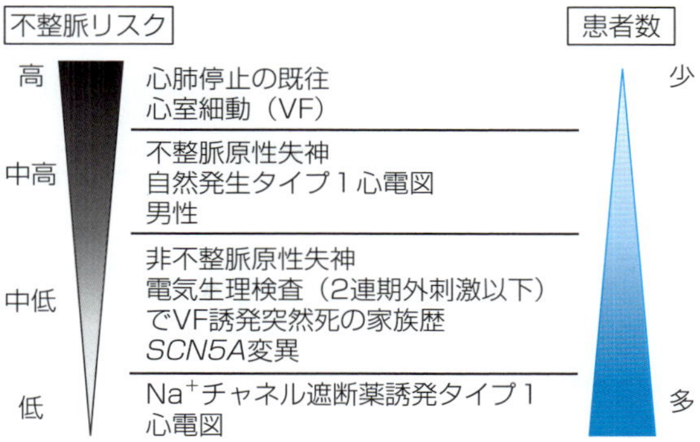

図1 BrS患者におけるリスク層別化
(文献3をもとに作成)

の心電図異常所見(QRS棘波,J波),遺伝子変異がある場合などが適応となる.よって本症例では適応とならない.

また本症例は,非タイプ1心電図であり,Na^+チャネル遮断薬負荷検査でもタイプ1への移行はみられなかったことから,BrSの診断基準を満たさない.よって,これ以上の検査は適応とはならない.しかし,時間経過とともにタイプ1心電図がみられることがあり,特に経過中に失神やVF,心停止が出現した場合は予後不良であることから,定期的な心電図検査を含めた経過観察が必要である.失神がみられた場合は,速やかに循環器専門医に紹介することが肝要である.

2. BrSの治療

突然死予防に有効性が確立された唯一の治療は植込み型除細動器(implantable cardiovertor-defibrellator：ICD)植込みであり,リスクの層別化に基づき(図1)[3],適応が定められている.薬物療法はあくまで補助的な治療に過ぎない.予後予測因子としてエビデンスがあるのは,VF,心停止の既往,失神の既往,男性,自然発生タイプ1心電図であるが,そのなかでもVF,心停止の既往は最も強力な予後予測因子であるため,VF・心停止の既往例ではICDのクラスI適応となる.

VF既往のない患者では,①不整脈原性失神または夜間苦悶症状,②原因不明の失神があり,電気生理学的検査にて2連期外刺激以下でVF誘発される症例はICD植込みのクラスIIa適応となっている.無症候で考慮すべきその他の所見を有する場合,誘発試験が陽性であれば,クラスIIb適応である[3].

BrSのなかでも,無症候性症例は多くがICDの適応とならず,慎重な経過観察の方針がとられる.無症候性のBrS症例で,ICD植込みを行わず,経過観察の方針となった1例を示す.35歳男性で,失神歴や家族歴はない.正常肋間ではJ点の上昇は0.2 mV未満であり,タイプ3であるが,高位肋間での心電図ではV_1誘導にてcoved型となり,タイプ1となった(図2A).Na^+チャネル遮断薬のうち,Ic群薬であるピルシカイニドによる負荷試験にてV_2誘導にてJ点上昇を認め,負荷試験陽性となった(図2B).若年であることを考慮し,電気生理検査の適応はクラスIIbと判断,心室期外刺激法で誘発検査を行ったが,VFは誘発されなかった.以上の結果から無症候性BrSと診断され

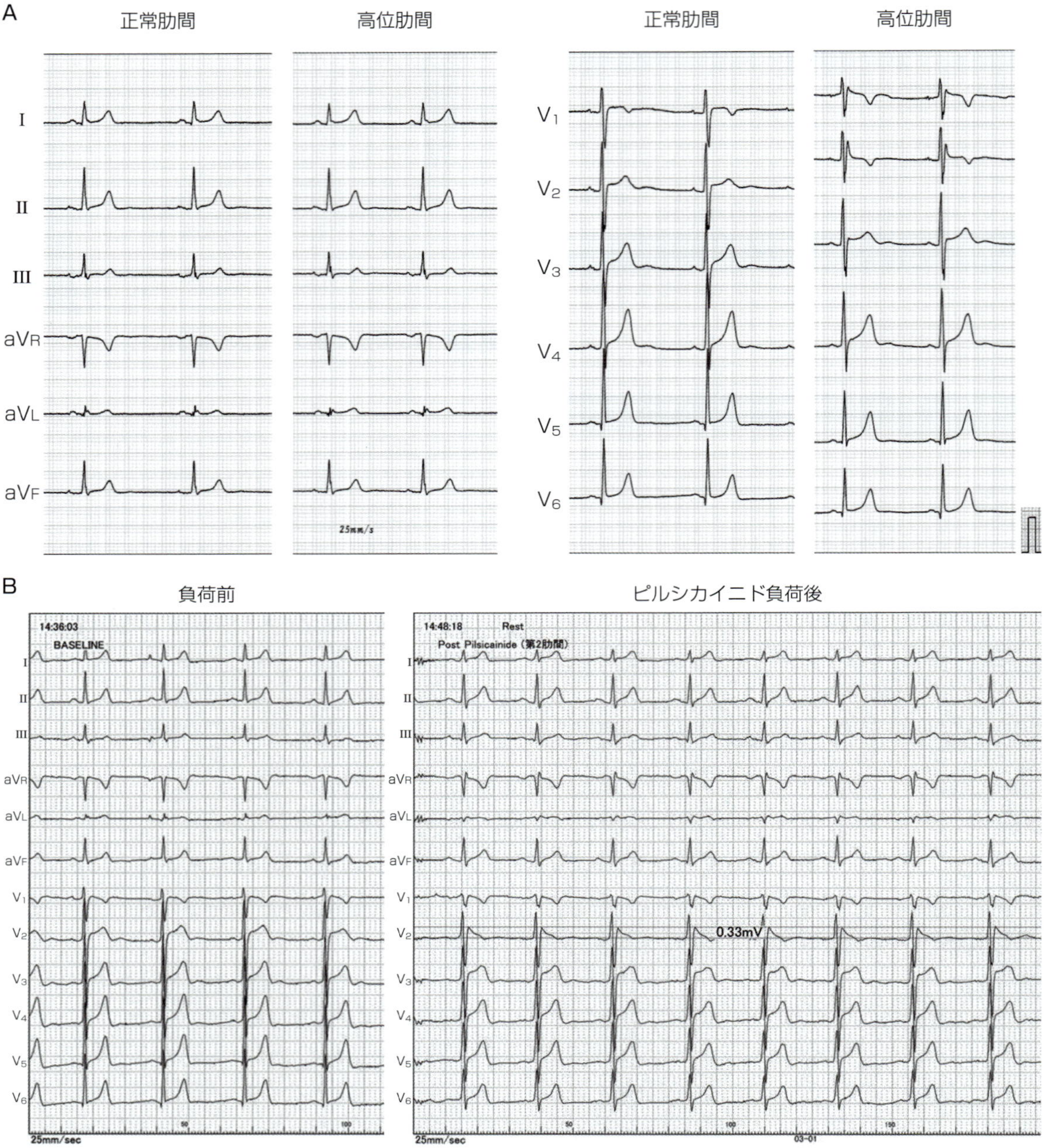

図2　高位肋間記録・ピルシカイニド負荷試験によるBrugada症候群の診断

A：32歳男性の安静時12誘導心電図．V_1～V_3でJ点の上昇あり，1肋間上ではcoved型ST上昇を認めた．B：ピルシカイニド負荷試験にてピルシカイニド50 mg静注後にV_1～V_2でcoved型ST上昇を認め，V_2誘導で最大0.33 mVのJ点上昇を認めた．

たものの，診断基準にて心電図以外の項目を満たさないことから，外来で慎重に経過観察する方針となった．

このように，BrSが疑われる心電図を有する患者が来院した場合は，正常肋間で心電図測定をするだけでなく，可能であれば第2～3肋間での高位で心電図測定を行い，ST上昇が顕在化するか確認することが有用である．高位肋間での心電図にてタイプ1となる場合や，タイプ2または3であっても失神歴がある場合は循環器内科への紹介が必要である．また，Na^+チャネル遮断薬はBrugada型心電図を顕在化させるとともに，VFを誘発する場合があるので，投薬中止が望ましい．

文　献

1）Brugada P, et al.:Right bundle branch block, persistent ST segment elevation and sudden cardiac death:a distinct clinical and electrocardiographic syndrome:a multicenter report. J Am Coll Cardiol 20:1391-1396, 1992
2）Matsuo K, et al.:The prevalence, incidenceand prognostic value of the Brugada-type electrocardiogram:a population-based study of four decades. J Am Coll Cardiol 38:765-770, 2001
3）日本循環器学会，他：遺伝性不整脈の診療に関するガイドライン（2017年改訂版）〔https://www.j-circ.or.jp/cms/wp-content/uploads/2017/12/JCS2017_aonuma_h.pdf〕
4）Yamagata K, et al.:Genotype-phenotype correlation of *SCN5A* mutation for the clinical and electrocardiographic characteristics of probands with Brugada syndrome:A Japanese MulticenterRegistry. Circulation 135:2255-2270, 2017

ワンポイントアドバイス

- Brugada症候群と発症背景に共通点が多い（40歳台・男性・安静時に心室細動発症が多い），基礎心疾患を伴わない特発性心室細動の1種と考えられている症候群として早期再分極症候群（early repolarization syndrome:ERS）がある．
- 基質的疾患を伴わない特発性心室細動患者における12誘導心電図の下側壁誘導でJ波が有意に高率に認められること，心室細動蘇生後の患者のうち，早期再分極を有する群の心室細動再発率が有意に高いことが報告され，改めて注目されている．
- 心電図としては，12誘導心電図において下壁誘導（II，III，aV_F）もしくは側壁誘導（I，aV_L，V_4～V_6）の2誘導以上におけるQRS-ST接合部（J点）の0.1 mV以上の上昇（J波）とそれに続くST上昇と定義される．
- 多くの症例において，早期再分極所見は不整脈イベントや心臓突然死に関係しないが，J波高の振幅の大きい例（>0.2 mV），広範囲の誘導でJ波が見られる症例，J波の日内変動および日差変動が大きい症例はハイリスクとされている．

（荷見映理子）

10 胸痛を主訴に受診した52歳男性

症例

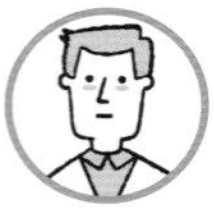

52歳の男性，3時間前より突然の胸痛発症したため救急車にて受診．来院時の心電図を示す（図A）．心電図上，胸部誘導V_1〜V_5までST上昇を伴っており，緊急で冠動脈造影を施行．左前下行枝＃7に99%狭窄が認められ経皮的冠動脈インターベーション（percutaneous coronary intervention：PCI）施行し血行再建は成功した（図B①，②）．その後，第5病日に心室細動を認めた（図C）．電気的除細動を繰り返し，アミオダロン投与を行い回復した．心室細動発症時のモニター心電図（図C）と直後の心電図を示す（図D）．

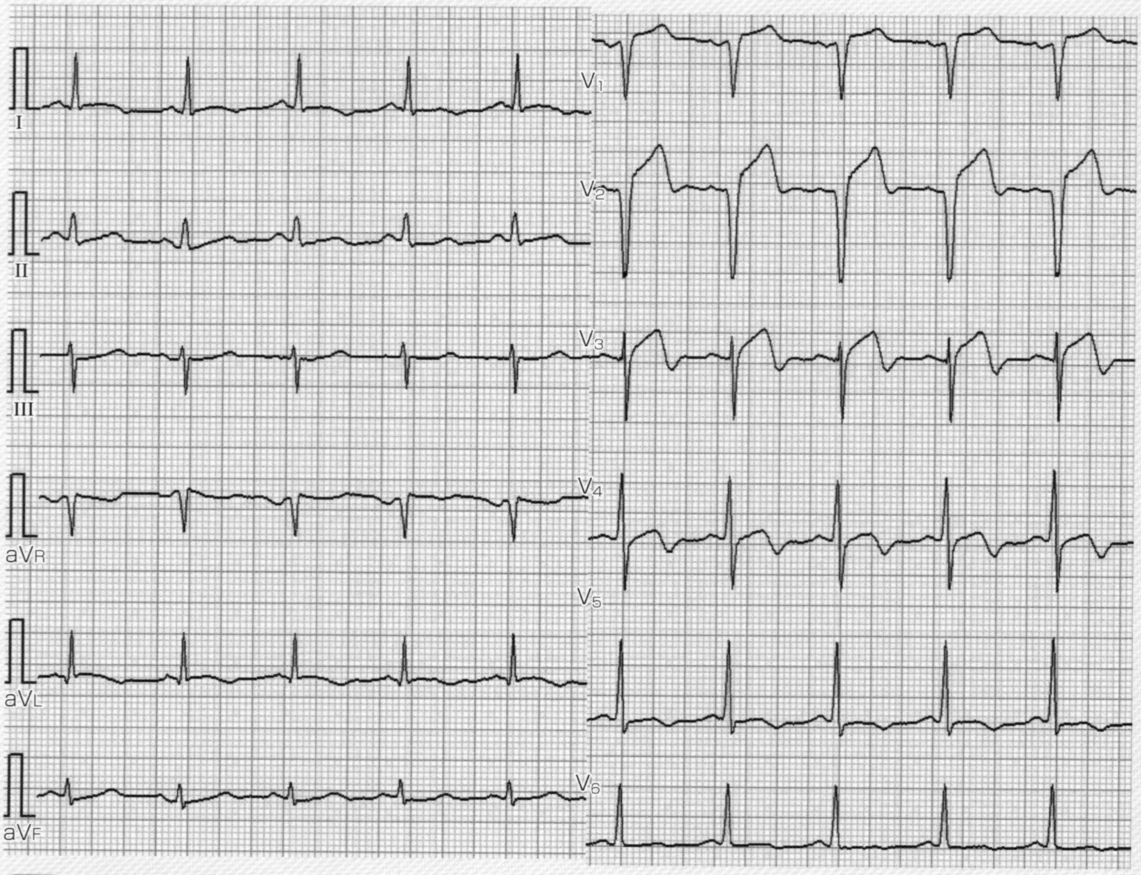

図A 来院時心電図

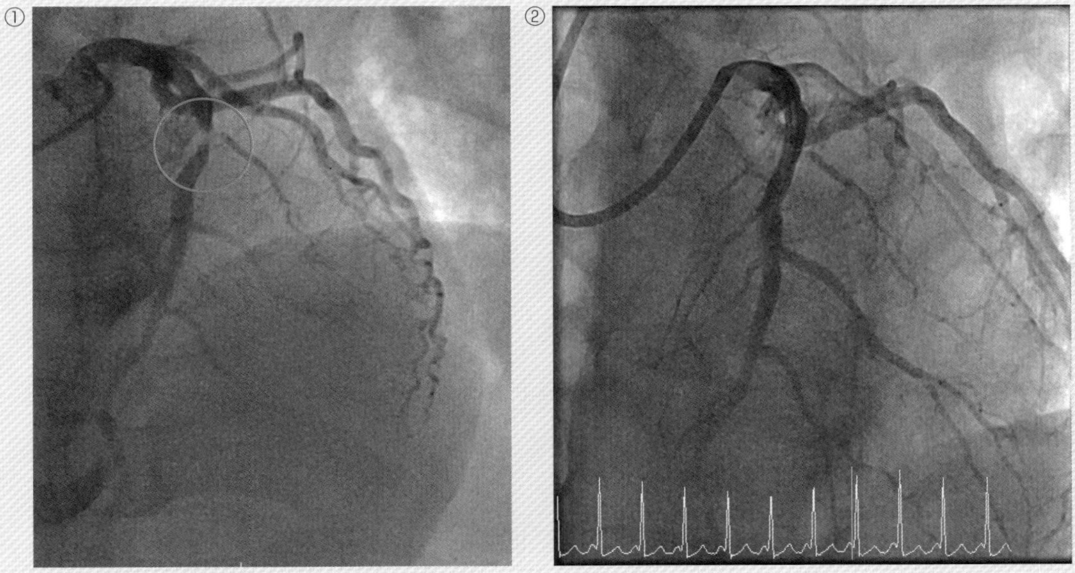

図B 冠動脈造影
①：PCI施行前，②：PCI施行後

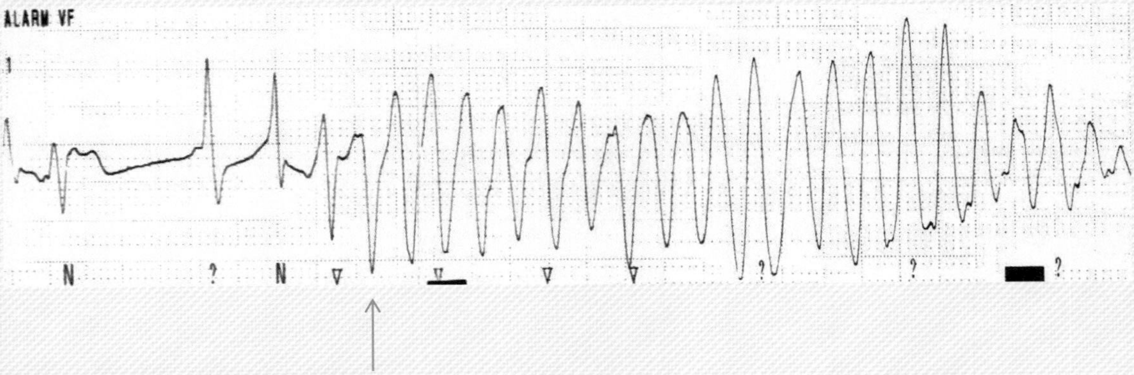

図C TdP発症時のモニター心電図

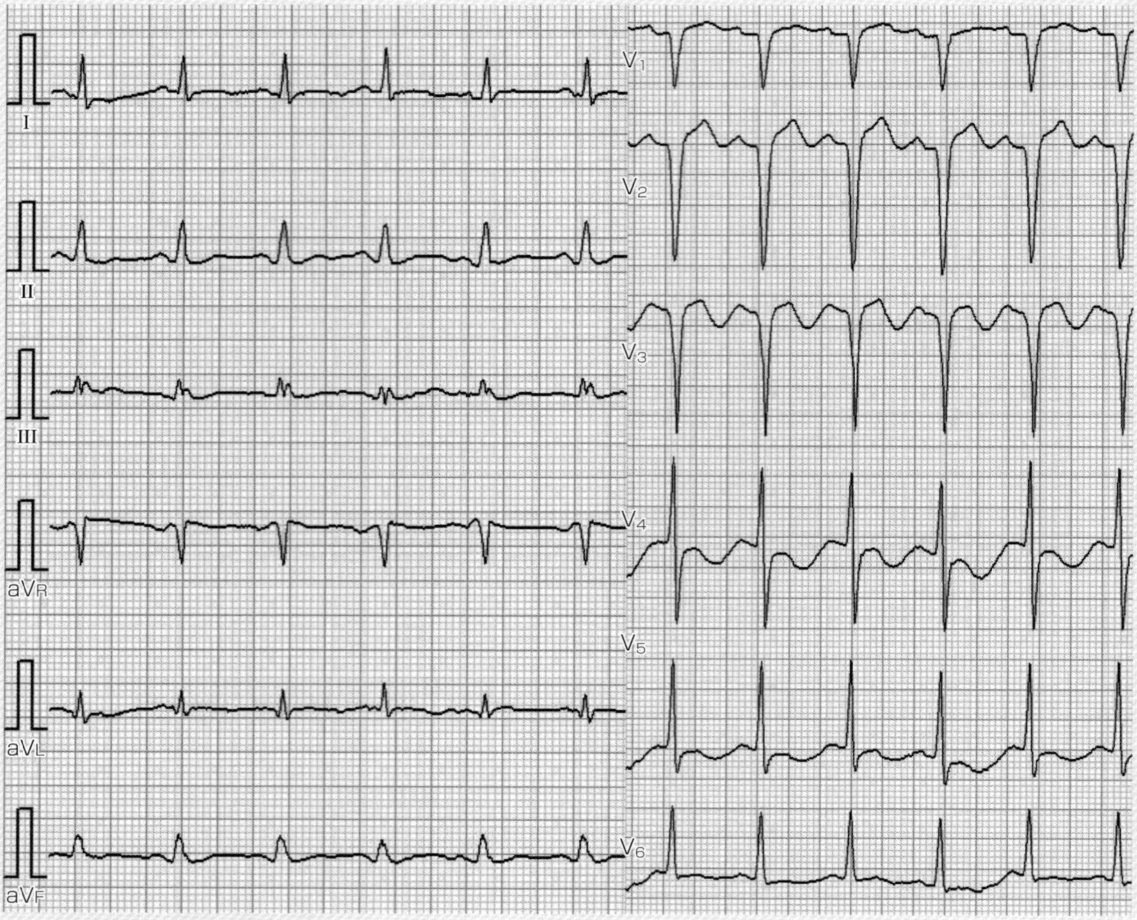

図D　電気的除細動後の心電図

Question 1

この心電図（図C）から心室細動の原因と考えられるのはどれか．2つ選べ．

a. QT延長によるtorsade de pointes（TdP）
b. 心室期外収縮がR波の上に出現するR on T
c. 心筋梗塞の壊死部位から生じる解剖学的リエントリー性頻拍

Question 2

心室細動の発症後の心電図所見はどれか．2つ選べ．

a. QTc延長　b. 交互脈　c. 左脚ブロック

Question 3

交互脈出現は患者の予後に関与するか．

a. 関与する　b. 関与しない　c. 不明である

Answer

Q1. **a.** QT延長によるtorsade de pointes (TdP),
b. 心室期外収縮がR波の上に出現するR or T

Q2. **a.** QTc延長, **b.** 交互脈

Q3. **a.** 関与する

解説

Question 1

胸痛，さらに胸部誘導V_1～V_4にST上昇を認めており，ST上昇型心筋梗塞(ST-elevation myocardial infarction : STEMI)が診断される．American Heart Association，日本循環器学会，ACLSのガイドラインからも，STEMIの治療は早期の再灌流療法が必要とされている[1]．

急性心筋梗塞の重篤な合併症，最も死亡率が高い原因として心室細動が知られている．心室細動が生じる時期は本症例も同じであるが，急性期～亜急性期の時期で，QT延長を伴うことが多く，心室細動を生じたときは，直ちに救急処置が必要になる[2]．図Cで示した心室細動発症時の心電図モニターをみると再灌流の成功によるST上昇から陰性T波に変化している時期であり，それに伴うQT延長と，さらに延長したQTの上のR波に心室期外収縮が出現(R on T)したところで心室細動が出現している(図C)．また，心室細動時の心電図をみると，1拍ごとにQRS幅やQRSの波高は変化しており，いわゆるTdPの心電図の波形をきたしている[2]．心室細動の不整脈的な成因としては，解剖学的なリエントリーよりは壊死心筋からのランダムリエントリーや，マクロリエントリーによるものがメインと考えられる．

Question 2

心電図上のQT間隔は心室の電気的興奮が回復するまでに要する時間を示しており，QT間隔が延長することによりTdPが生じやすくなるとされている[2]．QTcとは実測QT間隔時間を心拍数で補正した数値とされ，$QTc = QT/\sqrt{RR}$で計算され0.45以上で異常とされる．また，本症例ではアミオダロンを投与したあとであり，心筋梗塞によるQT延長と薬剤性のQT延長の双方が重なりあっている可能性がありQTcは0.452まで延長しており，アミオダロン投与の注意が必要であった．

また心室内伝導障害の定義はQRS幅が100 msec以上と定義され，心筋梗塞，心筋症，電解質異常などで出現することがある．また左脚ブロックの診断基準としてはQRS幅が120 msec以上，V_6誘導でQ波の欠如，V_1～V_3誘導で幅広いS波があり，QS型，もしくはrS型QRSであることが定義とされる[3]．また心筋梗塞後の左脚ブロックの出現は予後悪化の所見とされる[3]．図Dの心電図は，QRS幅は1.1 secと軽度延長しているが，脚ブロックの診断である1.2 sec以上のQRS幅ではなく，また一見V_1誘導がQSパターンで左脚ブロック様であるが，このQSパターンは心筋梗塞によるものであり，左脚ブロック由来と診断できない．図Dの心電図は心室内伝導障害を認めるが，左脚ブロックの診断には至らない．

また，瞬時の判断は難しいが，QT延長とV_4，V_5交互脈を認めており，心室細動が起きやすい状況であることが考えられる．

心電図，脈が1拍ごとに心拍リズムが異常なく交互に変化する現象を交互脈という[4]．交互脈は，電気的交互脈(electrical alternans)と機械的交互脈に分類されている．機械的交互脈は，心タンポナーデなど大量に心嚢液貯留をきたすと，1拍ごとに規則的に心臓の空間的位置が変化し，これらの変化により血圧，脈圧が交互に変化することを

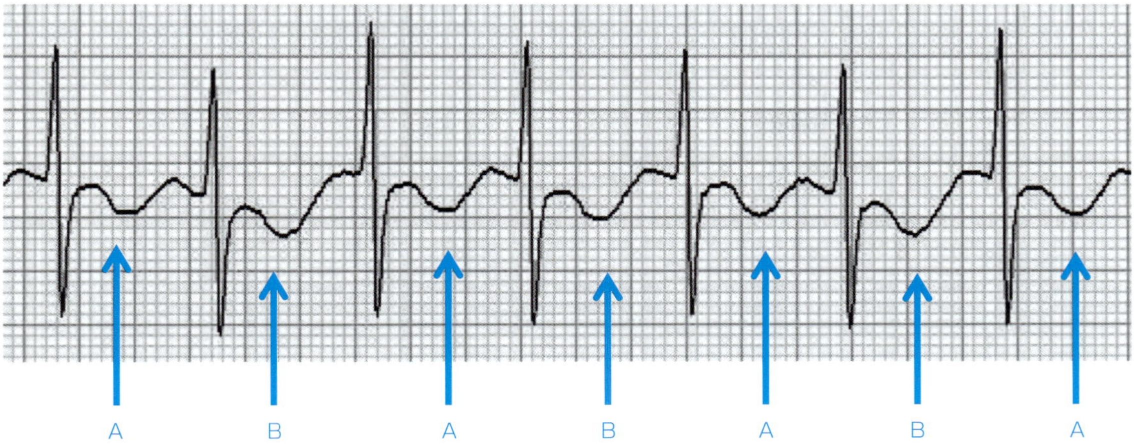

図 除細動後心電図のV_4の拡大波形
浅いT波(A)と深いT波(B)が交互に出現

指す．電気的交互脈は，機械的な変化などにより，心電図のQRSが交互に変化を起こすことを意味する[4)]．

除細動後の心電図を拡大してみると，V_4，V_5誘導で1拍ごと浅いT波と深いT波が交互に出現していることが確認できる(図)．

本症例では電気的除細動を繰り返した直後の心エコー検査ではDressler症候群からと思われる1 mm程度の少量の心嚢液を認めた．1拍おきの血圧のモニターまでは行っていなかったため，機能的交互脈拍が認められていたかは不明である．心エコー検査では心嚢液が多量に貯留していないため心タンポナーデまで生じてないと診断した．心室細動が電気的除細動で洞調律に戻ると血行動態は改善したため，心嚢穿刺は行わずQT延長に注意しながら，アミオダロンによって心室細動の治療を行った．

Question 3

近年，微小電位T波交互脈(microvolt T wave alternans：M-TWA)を測定することにより，不整脈突然死の予測に役立つことが報告されている[5)]．M-TWAは非常に微小な変化のためM-TWAの測定の機械を使わない限り，通常の心電図で認識することは難しい．また，M-TWAを測定の際，運動負荷などで脈拍を上げないとM-TWAは測定できないため，救急の重症者のリアルタイムな交互脈を測定することができない．

しかし，心筋梗塞発症後に，通常の心電図で可視化できるT波の交互脈が出現した後，心破裂をきたした例も報告されている[6)]．可視的な電気的交互脈の出現は心破裂や致死性不整脈の成因を予想できることもある．

文　献

1) 日本循環器学会，他(編)：急性冠症候群ガイドライン(2018年改訂版)〔https://www.j-circ.or.jp/cms/wp-content/uploads/2018/11/JCS2018_kimura.pdf〕
2) Halikin A, et al.:Pause-dependent torsade de pointes following acute myocardial infarction:a variant of the acquired long QT syndrome. J Am Coll Cardiol 38:1168-1174, 2001
3) Havelda CJ, et al.:The pathlogic correlates of the electrocardiogram:complete left bundle branch block, Circulation 65:445-451, 1982
4) 小玉　誠：Bedside Teaching 交互脈の病態生理．呼吸と循環 55:329-336，2007
5) Tapanainen JM, et al.:Prognostic significance of risk stratifiers of mortality, including T wave alternans, after acute myocardial infarction:results of a prospective follow-up study. J Cardiovasc Electrophysiol 12:645-652, 2001
6) 米良尚晃，他：急性心筋梗塞時の心破裂の前兆？－T波の変動を認めた2症例－．心臓38(Supplement3)：18-24，2006

参考文献

笠貫　宏：不整脈．内科学　第九版．杉本恒明，矢崎義雄(編)．472-480，朝倉書店，2007

ワンポイントアドバイス

- 交互脈の原因として，一般的に心タンポナーデが知られている．また，実際の臨床現場で心電図の交互脈を意識的に診断できた機会は少ないかと思われる．
- 心電図診断の判読をするうえで，電気的交互脈の存在を知らないと見落としてしまうことが多いと思われる．
- 臨床的には交互脈が確認できたなら，すぐに心嚢液貯留を確認し，同時に心嚢穿刺や不整脈出現などの適切な処置を行うことが望ましい．
- 手術後のICUやCCU，救急外来や病棟で，患者が突然の状態悪化の状況に遭遇することがあると思う．このようなときにモニターや心電図で交互脈が認識できたならば，しかるべき対応の優先順位が変わる可能性があり出題した．

（中村健太郎）

Column

心電図ではみえない洞房結節・房室結節の活動

12誘導心電図の波形からは，間接的にしか情報を読み取れない部分が2つある．洞房結節と房室結節である．

P波，QRS波，T波は，それぞれ心房の興奮，心室の興奮，心室の興奮からの回復を示す．単純化して極論すると，心電図検査は，この3つの波の関係性を解釈し，そのほかの所見とあわせて診断的情報を引き出す検査である．この3つの波の前後には，洞房結節の自発的興奮と，房室結節～刺激伝導系による心房・心室間の興奮伝導がある．2つの結節の活動は心臓にとって本質的，根源的な現象といえる．しかし，いずれの活動も，普通の心電図で直接観察することはできない．

洞房結節や房室結節を構成する特殊心筋群は，総数が少なく，作業心筋と比較して細胞のサイズが小さい．また，細胞間の伝導速度が遅いこと，1つ1つの細胞が，ナトリウムイオン電流と比較して興奮の勢いが鈍であるカルシウムイオン電流によって脱分極することも，活動を直接確認できない原因である．

洞房結節の活動は，電極カテーテルを右心房の内側から洞結節近傍に押しあてて，特殊なフィルターを利用することで観察できる（sinus node electrogram：SNE）．SNEは振幅が小さく，鈍的で，普段は心房波（P波の一部）に後半成分をかき消されている．通常は洞房結節と心房筋の活動は直接関連しており，P波をみれば十分ではある．SNEがわかれば，洞不全症候群のメカニズムが洞房ブロックか洞停止かが明確にわかるが，他の部分ではこの情報はなくても支障がない．

房室結節で同様の観察をした，という報告はまだない．房室結節以上に立体的で複雑な形態をしていそうなこと，洞房結節と反対に，鋭く大きな心房筋の活動電位を受けたあとに小さく勢いの鈍な信号が続くと予想され，心房筋の電位にかき消されやすいこと，His波をみれば間接的に想像できること，などが原因かもしれない．房室結節の活動が直接確認できれば，発作性上室頻拍の解釈はずいぶん明快になるだろう．

（筒井健太）

11 初発心不全の際に持続性頻脈を呈した44歳女性

症例

44歳の女性，特記すべき既往はない．下腿浮腫，呼吸困難にて近医を受診し，低左心機能を有する急性心不全にて入院となった．

喫煙，飲酒歴，心疾患の家族歴はない．

心エコーでは左室はびまん性に壁運動が低下しており，左室駆出率（left ventricular ejection fraction：LVEF）は24%，左室拡張末期径/収縮末期径（63/56 mm）も拡大していた（図A）．有意な弁膜症や心嚢液はなかった．脳性ナトリウム利尿ペプチド（brain natriuretic peptide：BNP）は455.2 pg/mLと上昇していた．

心不全に対し，強心薬（ドブタミン）を併用しながら薬物治療を行い，心不全は徐々に改善し体重も14 kg減少した．しかし，心不全改善後も心拍数はあまり変化せず，120/分台の頻脈は持続していた．

その後，ジゴキシン0.25 mg，アミオダロン400 mg追加するも，心拍数は110/分台までの低下にとどまった（図B）．

このような，そこまで速くない頻脈に対し，どのように対応したらよいか．

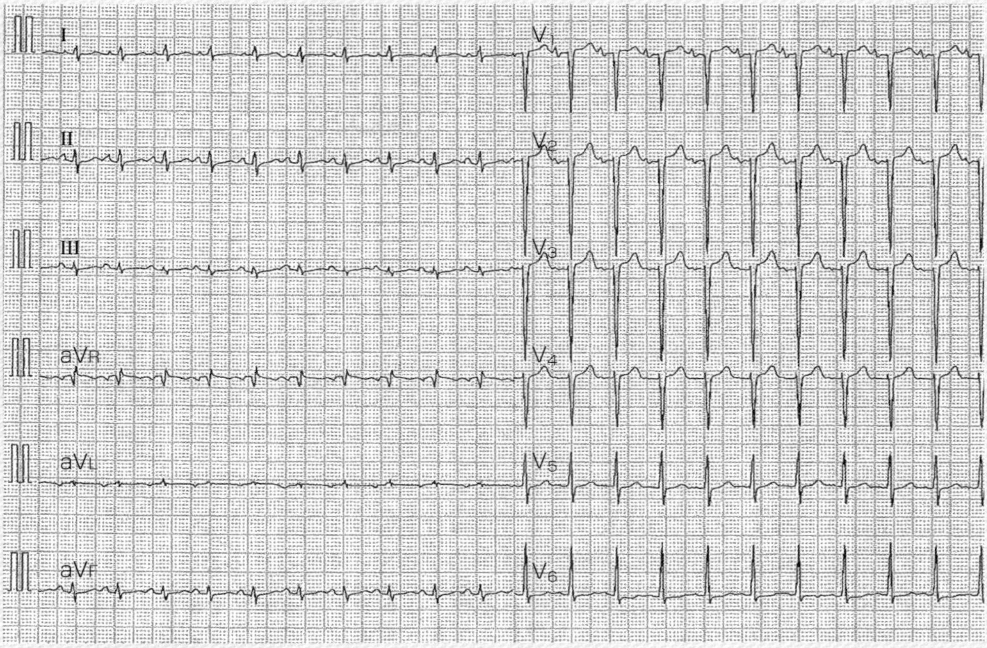

図A 来院時心電図

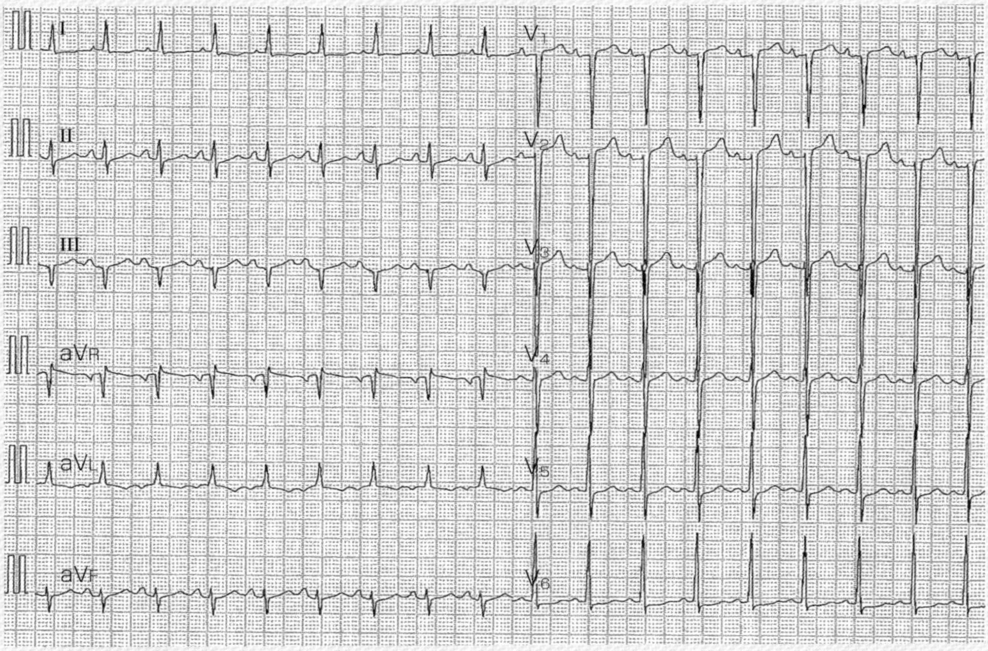

図B 心不全改善後

Question 1

一般的に，呼吸不全を伴う心不全では，平常時と比較して心拍数はどのように反応することが多いか．（徐脈性不整脈を有する場合は除く）

a. 上昇する　　b. 低下する　　c. 変わらない

Question 2

心不全をきたしている際は，頻脈性不整脈に対し陰性変力を有する抗不整脈薬の投与は注意が必要である．下記のなかで心不全でも比較的安全に使用できる薬剤はどれか．

a. ピルシカイニド　　b. アミオダロン　　c. ベラパミル

Question 3

4年前の12誘導心電図を下記に示す（図C）．これを参考に，今回の頻脈はどのような診断が考えられるか．

a. 洞性頻脈　　b. 上室性頻拍　　c. 接合部調律

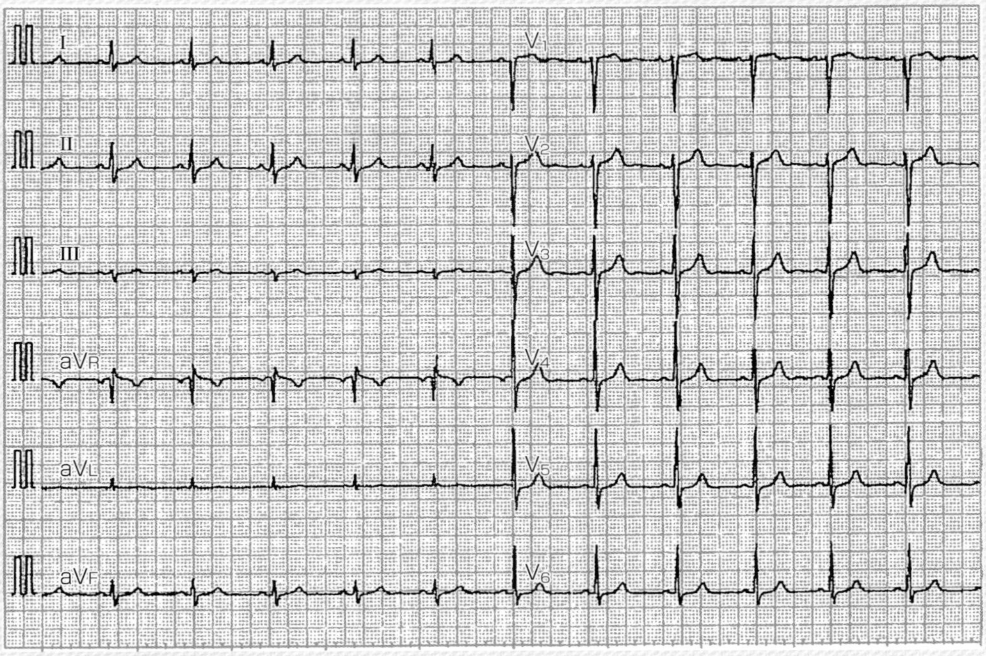

図C 4年前の心電図

Answer

Q1. a. 上昇する
Q2. b. アミオダロン
Q3. b. 上室性頻拍

解説

1. 心不全と頻脈

心不全をきたしている際は，有効心拍出量が低下しており，代償的に頻脈を呈しやすい（表１）[1]．これには心不全時の低酸素血症，低心拍出量，交感神経亢進などが複数関与し心拍数が上昇する．もちろん，徐脈性不整脈を有する場合はこの限りではない．もともと不整脈はないものの，心不全により反応性に洞性頻脈をきたしている場合は，不整脈に対する治療は必要なく，心不全改善とともに，心拍数は正常範囲内（100/分以下）まで低下する．

一方で，もともと心機能は正常であっても頻脈性不整脈を発症・持続することにより，心不全をきたす場合もある．ときには，それが引き金となり左心機能低下を惹起する頻脈誘発性心筋症という病態がある．急性期には拡張型心筋症との鑑別が困難であるが，心不全改善後に洞調律化すると心機能が正常化し，あとから診断がつくことが少なくない．

そのほか，心不全の直接因子とはなっていないが，もともと頻脈性不整脈を有する場合は，心不全発症後に不整脈化しやすく，また慢性不整脈であっても心不全中は頻脈傾向になりやすい．

このように心不全と頻脈は強く関連しており，頻脈であっても洞性頻脈か頻脈性不整脈かによって経過観察でよいのか，治療すべきかが異なるため鑑別が重要である．

2. 頻脈誘発性心筋症（TIC）

頻脈誘発性心筋症（tachycardia-induced cardiomyopathy：TIC）とは，頻脈により左室機能が低下，ならびに不整脈治療後に左室機能が回復・正常化することを特徴とし，ほかの原因が明らかでない心筋症のことを指す（表２）[2]．頻脈性不整脈があっても心筋症まで至るリスクは不整脈の種類よりは心拍数や頻脈の持続期間が関係している．不整脈の発症から心機能低下までは数週から数年と幅広く[3]，拡張型心筋症や心筋炎と比較するとより左室収縮能（left ventricular ejection fraction：LVEF）低下が顕著であると報告されている．（TIC 29.3±6.6%，拡張型心筋症 32.1±10.2%，心筋炎 41.9±12.9%，$p<0.001$）[4]．不整脈については，上室性不整脈が一般的で多くは心房細動や心房粗動に分類されるが，心房頻拍や房室回帰性頻拍，

表１　Framingham研究における心不全の診断基準

大基準	大または小基準	小基準
発作性夜間呼吸困難	治療に反応して５日間で4.5 kg以上の体重減少（これが心不全治療による効果ならば大基準１つ，それ以外ならば小基準１つとみなす）	下腿浮腫
頸静脈怒張		夜間咳嗽
肺ラ音		労作性呼吸困難
胸部Ｘ線での心拡大		肝腫大
急性肺水腫		胸水貯留
拡張早期性ギャロップ（III音）		肺活量減少（最大量の1/3以下）
中心静脈圧上昇（>16 cmH_2O）		頻脈（≧120/分）
循環時間延長（25 sec以上）		
肝・頸静脈逆流		
（剖検での肺水腫，内臓うっ血や心拡大）		

２つ以上の大基準，もしくは１つの大基準と２つ以上の小基準を満たす場合に心不全と診断する．
（文献１をもとに作成）

表2 頻脈誘発性心筋症

	頻脈	心室期外収縮	心房細動
心不全の原因	心拍数上昇	左室同期不全 心房・心室解離 心拍数変動 間欠的な頻脈 自律神経調整不全 期外収縮後心拍増強	心拍数変動 自律神経調整不全 心房無収縮
調整因子	Ca^{2+}過負荷 Ca^{2+}機能不全	Ca^{2+}過負荷？ Ca^{2+}機能不全？	Ca^{2+}機能不全？
心臓への影響	線維化 心筋/電気的リモデリング 収縮不全 神経ホルモン活性化	心筋/電気的リモデリング 収縮不全 線維化？	収縮不全？
治療	カテーテルアブレーション		抗不整脈薬
慢性期	左室駆出率正常化 左室拡大 左室拡張不全 反応性心肥大 線維化の遅延	左室駆出率正常化	左室駆出率正常化

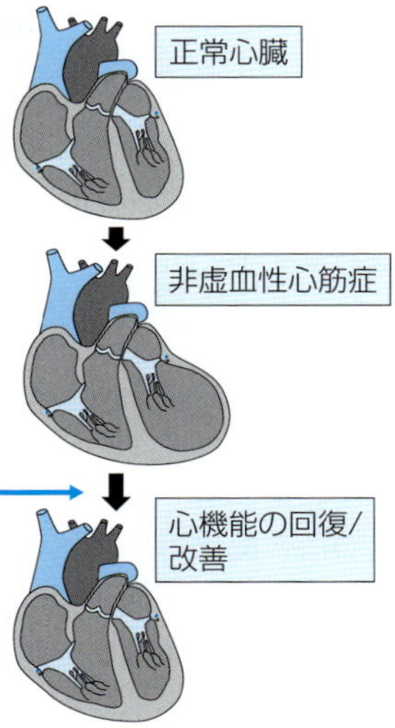

（文献2より改変）

房室結節リエントリー性頻拍などの発作性上室性頻拍も原因となり得る．TIC自体，詳細な報告が少ないものの，Donghuaらの論文によると，頻脈性不整脈に対しカテーテルアブレーションを行った625例において，17例（2.7%）でTIC（LVEF＜50%）と診断されており，その内訳は心房細動2例，心房粗動3例，心房頻拍3例，心室頻拍1例，房室回帰性頻拍2例，心室期外収縮6例であった[5)]．

症状は動悸，心不全，失神/前失神などあるが，無症候性も少なく，心不全発症時には不整脈が原因かどうかは判別が難しいことが多い．

注意すべき点として，たとえ心房細動など上室性不整脈があったとしても，心室への伝導障害があり，心室のrateが100/分以下など速くない場合にはTICのリスクとはならない．

エコー上は拡張型心筋症と類似しており，LVEF低下，左室拡張末期径/容積の拡大はあるが，左室中隔や後壁の壁厚は保たれていることが多い（肥大は伴わない）．僧帽弁閉鎖不全については左室拡大により起こり得る．

脳性ナトリウム利尿ペプチド（brain natriuretic peptide：BNP）や脳性ナトリウム利尿ペプチド前駆体N端フラグメント（N-terminal pro-brain natriuretic peptide：NT-proBNP）は心不全や心筋症の進行とともに上昇し，不整脈停止から1週間以内に急激に低下することが多い．ただ，最終的に，不整脈停止後1〜6か月ほどでLVEFが回復することでTICの診断に至る．

3. 頻脈性上室性不整脈の診断

さて，このように様々な不整脈で心筋症を引き起こすわけであるが，まずは不整脈か否かを診断しなければならない．

ここでは上室性頻脈性不整脈に限って説明していくが，心房細動や発作性上室性頻拍など，心電図にて洞調律時のP波と明らかに異なる場合や，心拍数が200/分近くまで上昇するような場合は，洞性頻脈を除外することは容易である．

一方で，QRS波の前にP波があり，P波の極性も洞調律時と類似し，心拍数がそこまで速くないような頻脈（心房頻拍や洞結節リエントリー性頻拍）の場合は，洞性頻脈との鑑別は非常に難しいことが少なくない．今回の症例もそれにあたる．

いずれにおいても，前述の通りTICの治療はつまりは不整脈の治療であり，不整脈と診断できなければ十分な治療を行うことはできない．

では，後者のような洞性頻脈か不整脈か判断に困る場合，どのように判断したらよいだろうか．

多くは下記の3つのいずれかの要素があれば不整脈を疑う．

①正常時の心電図とP波が異なる．

②心電図モニターを装着している場合は，安静・労作にかかわらず急に心拍数が低下したり，また戻ったり変動する．

③心不全は改善した後も，安静時でも心拍数が100/分を切らない．

以下，順に解説する．

①洞結節は高位右房前側壁に位置することが多い．よって，12誘導心電図から正常洞調律を判別する方法として，I，II，aVFのP波が陽性かどうか，で判別し，いずれかに陰性成分があれば，異所性心房調律ないし心房頻拍に代表される上室性不整脈となるわけであるが，洞結節の近傍に不整脈の起源が存在する場合は，洞調律と同じくI，II，aVFでも陽性となる．こうなってくると判別は難しく，本症例のように正常時よりは下壁誘導の波高は高いようにみえても，誤差の範囲内なこともあり，自信をもって不整脈とはいいづらいだろう．

②続いて，TICの多くは心不全で入院となるケースが多く，モニター心電図を注意深く観察すると，不整脈であった場合，正常洞調律に戻ることがあり，心拍数が急に低下する．そのまま洞調律を維持する場合もあるが，TICまで至っている場合は再度不整脈に戻ってしまうことが多く，その際はまた急に心拍数が上昇する．もし，不整脈ではなく洞性頻脈の場合は，このような急激な心拍数変動をきたすことはなく，徐々に心拍数が上昇，または低下する．このように，初診時には判別がつかなくとも，治療経過のなかでわかってくることも少なくない．

③それでも心不全が増悪しているさなかでは洞調律であっても洞性頻脈が持続しており，なかなか判別がつかない場面もある．そのときは，心不全が改善するまで待ち，それでも心拍数が100/分を切らない場合は不整脈の可能性が高い．もちろん，甲状腺機能異常や肺塞栓など洞性頻脈になりやすい疾患が併発している場合は別であるが，洞性頻脈であればおのずと心拍数は低下する．

4. 頻脈誘発性心筋症（TIC）の治療

TICの最大の特徴は不整脈が停止し，正常の脈に戻ると心機能が改善することである．もちろん，初期治療は心不全に対して一般的な薬物治療を行う必要がある（利尿薬，β遮断薬，ACE阻害薬/アンジオテンシン受容体遮断薬，アルドステロン阻害薬など）．頻脈性不整脈の治療は薬物治療もしくはカテーテルアブレーションが選択され，不整脈が停止すると約数か月を経て心機能が回復してくることに加え，心不全症状も改善する．なかには，心機能は完全に正常化しない場合もあるものの，不整脈治療が一番のキーポイントとなることには変わりない．不整脈治療としては，カテーテルアブレーション，薬物治療どちらも選択し得るが（表3）[2]，慢性期にたとえ心機能が改善したとしても，不整脈が再発した場合は，再度TICに至るリスクは高く，不整脈の再発予防のためにも治療可能であればカテーテルアブレーションを積極的に検討すべきである．

薬物治療を行う際は，抗不整脈薬によっては心不全増悪のリスクがあるため慎重に使用しなければならない．陰性変力作用がある薬は心不全の急性期は避けるべきであり，Ia・Ic群（シベンゾリン，ピルシカイニド，フレカイニドなど）やCa拮抗薬（ベラパミル）がそれにあたる．β遮断薬を使用するとしても少量から開始し，リズムコントロールを行う際は腎機能や肝機能を考慮しIII群（アミオダロン）などを検討する．また心房細動や心房粗動など血栓リスクがある場合には，十分な抗凝固療法を行っていない限り，リズムコントロールは禁忌である（血栓評価後は除く）．加えて，血行動態に影響するような不整脈であれば，電気的除細動も1つの選択肢になり得る．

5. 本症例の経過

以上を鑑みると，本症例では正常時の心電図とP波の極性は類似しており判別が困難であり，モニター上では急激な心拍数の変動はみられなかった．ただ，心不全が改善したのち，抗不整脈薬を使用してもなお心拍数が110/分台であり，頻脈の状態が続いていた．

以上から，この頻脈は不整脈であり，心拍数はそこまで速くないものの，以前に心疾患の指摘もないことからTICの可能性を考えた．薬物治療では不整脈は停止せず，年齢や今後の再発予防も考えるとカテーテルアブレーションで治療することが望ましいと考えた．まず電気生理学検査を行ったところ，頻拍中に高位右房から心房頻回刺激を入れると，1拍だけ心房内の興奮順序が異なる伝導に変化したことから，これが洞調律で，それ以外は心房頻拍が持続していると判断した（図1．房室結節が速伝導路から遅伝導路に乗りかわっているためPR時間は延長している）．頻拍中に3Dマッピングシステムにて右房の興奮マップを作成すると，再早期興奮部位は上大静脈と右房との境目あたりの高位右房前側壁であった（図2Aの白色部分）．安定して洞調律が持続しないため，同様に洞結節をマッピングすることはできなかったが，心電図上でも洞調律時は下壁誘導のP波の波高がやや低いことから，心房頻拍の起源よりは低位にあると考え，心房頻拍の再早期興奮部位の高位のほうから少しずつ起源に近づくように高周波にて通電を行った．ちょうど白色部分の再早期興奮部位上を通電している際に頻拍は徐々に延長し心房頻拍は停止，心拍70/分の洞調律へ復した（図3）．洞調律中に右房の3Dマッピングを作成すると，白色で示された再早期興奮部位が洞結節部位であり，心房頻拍の起源の直下であったことがわかる（図2B）．もし，通電部位がもう少し下位であったら洞結節にも障害をきたしていたかもしれない．

表3　心不全をきたした不整脈に対する治療

不整脈	治療
洞性頻脈/甲状腺機能異常	原疾患治療，β遮断薬
頻脈性心房細動	カテーテルアブレーション±抗不整脈薬 β遮断薬/Ca拮抗薬でのリズムコントロール 房室結節離断アブレーション
頻脈性心房粗動	カテーテルアブレーション
心房頻拍	カテーテルアブレーション±抗不整脈薬
発作性上室性頻拍（房室回帰性頻拍，房室結節リエントリー性頻拍）	カテーテルアブレーション
心室頻拍/心室期外収縮	カテーテルアブレーション±抗不整脈薬

（文献2より改変）

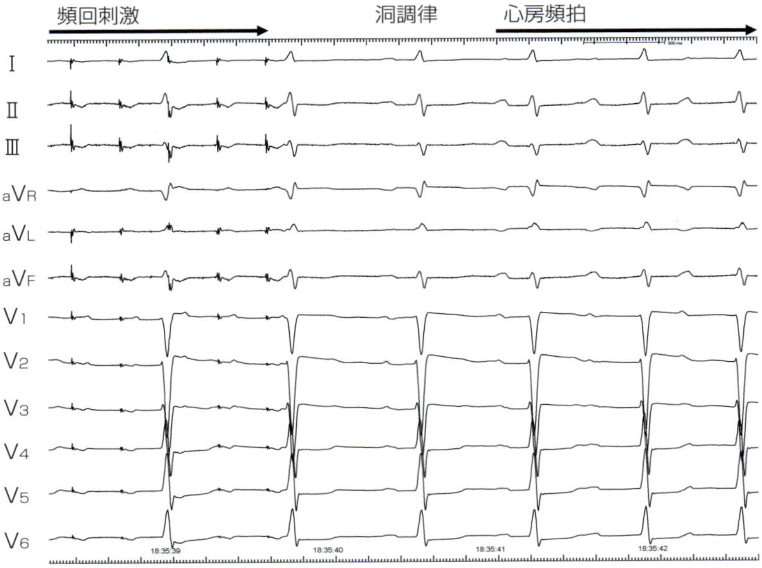

図1　頻拍中の刺激による変化
頻拍中に冠静脈から頻回刺激を行い，1拍のみ洞調律が出現した．

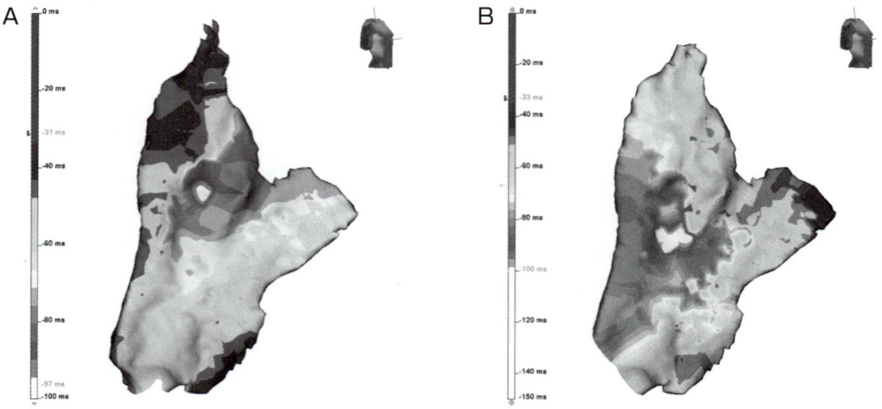

図2 カテーテルアブレーション前(A)とカテーテルアブレーション後(B)の右房の興奮伝播マッピング ［カラー口絵②］

A：心房頻拍．B：洞調律．

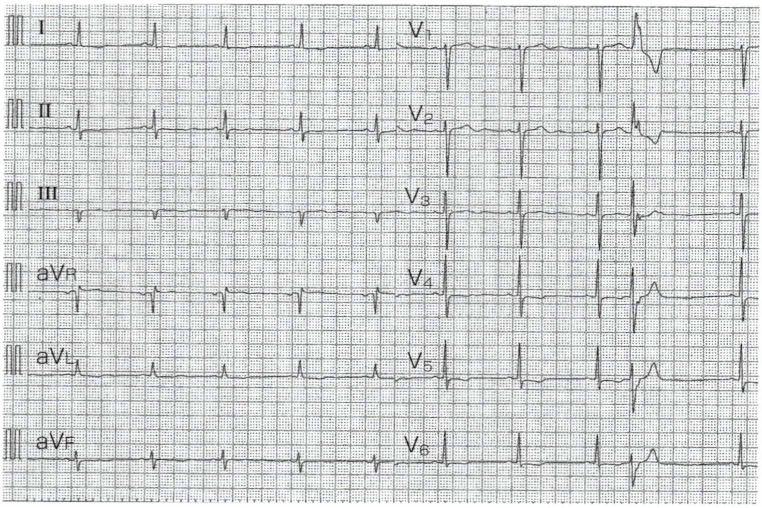

図3 アブレーション後の心電図

その後抗不整脈薬なしで洞調律を維持し，1年後の心エコー検査では正常左心機能まで戻り，心拡大も改善していた(LVEF 64%，左室拡張末期径/収縮末期径51/33 mm)．BNPも11.0 pg/mLと正常範囲内となり，以後は薬物治療なしで心不全再増悪なく経過している．

以上の経過から本症例はTICによる心不全と診断した．

6. おわりに

TICは不整脈により心機能が低下する心筋症で，心不全の1つの病態として比較的経験することが多い疾患であるが，ときとして不整脈かどうか判別が難しいことがある．不整脈か洞性頻脈か判断が難しい場合であっても，心不全の病態に対し頻脈は急性期ならびに慢性期にも負荷が大きく治療が必要であるが，不整脈であれば抗不整脈薬ならびにカテーテルアブレーションを検討する必要があり，もし洞性頻脈であればβ遮断薬や近年わが国でも使用できるようになったイバブラジンがよい適応となる．

前述したとおり，TICは急性期には診断できない．今後，頻脈を伴う心不全をみるときには，一見洞性頻脈のように見受けられたとしても，不整脈の可能性を念頭に治療にあたってほしい．

文　献

1）McKee PA, et al.:The natural history of congestive heart failure: the Framingham study. N Engl J Med 285:1441-1446, 1971
2）Huizar JF, et al.:Arrhythmia-induced cardiomyopathy:JACC State-of-the-Art Review. J Am Coll Cardiol 73:2328-2344, 2019
3）Watanabe H, et al.:Clinical characteristics, treatment, and outcome of tachycardia induced cardiomyopathy. Int Heart J 49: 39-47, 2008
4）Mueller KAL, et al.:Histopathological and immunological characteristics of tachycardia-induced cardiomyopathy. J Am Coll Cardiol 69:2160-2172, 2017
5）Donghua Z, et al.:Reversal of cardiomyopathy in patients with congestive heart failure secondary to tachycardia. J Interv Card Electrophysiol 36:27-32, 2013

ワンポイントアドバイス

・洞結節近傍由来の心房頻拍は，洞性頻脈と12誘導心電図が類似している．
・若年，安静時の動悸，低下しない心拍数をみたら，鑑別の1つとしてあげてほしい．
・持続性の頻拍は心機能低下をきたし得るため，正確な診断・治療が重要である．

（中村玲奈）

12 眼前暗黒感を主訴に受診した74歳男性

症例

74歳の男性．10年前より高血圧と2型糖尿病で近医にて投薬加療を受けていた．1週間前より運動直後に眼前暗黒感を自覚し，症状は一過性でジュースを飲んで回復したため，低血糖発作と自己判断していた．その後，テレビ観戦中に画面が二重にみえるようになり，尿失禁をきたした．家人がたずねると本人の記憶があいまいなため，家族とともに来院した．来院時，意識清明，神経学的所見に異常なし．血圧180/70 mmHg，心拍38/分・整，血糖値130 mg/dLであった．

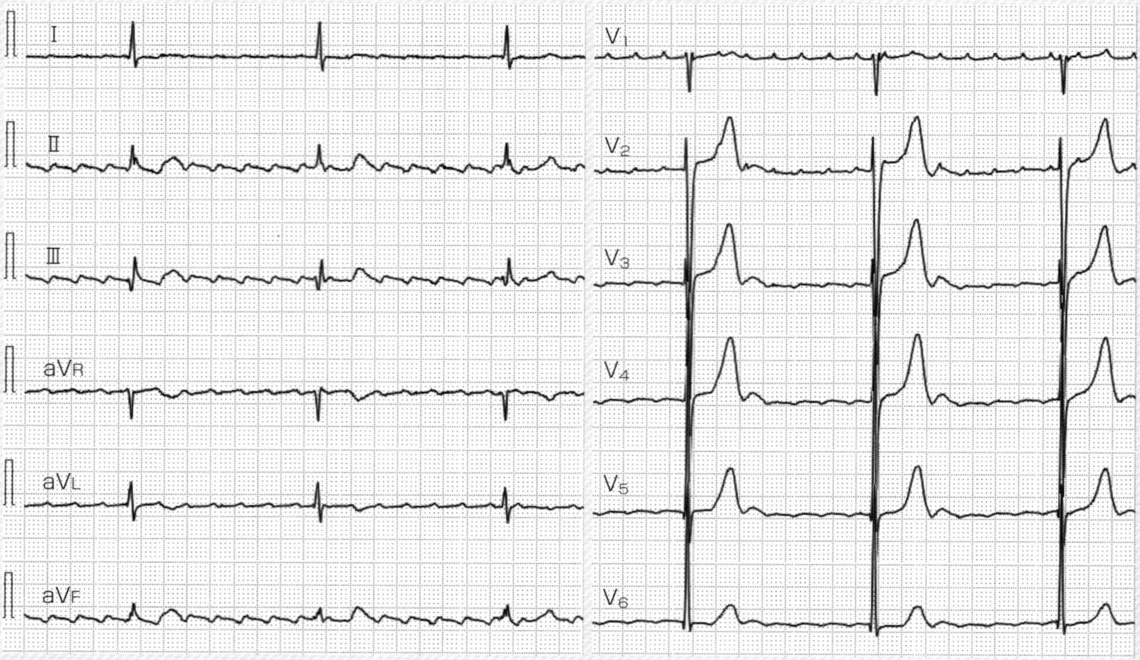

図A

心拍が遅く，明らかな徐脈である．RR間隔は一定であるが，P波は特定できず不明瞭である．徐脈性心疾患は，洞不全症候群，房室ブロックのいずれかである．また，P波が不明瞭のとき，心房細動，心房粗動を疑う．

Question 1

この患者は，室内気下の経皮的動脈血酸素飽和度(SpO_2)は95%，胸部X線写真では，心拡大を認めた．しかしながら，身体所見，血液検査，心エコー検査，胸腹部造影CT検査はいずれも正常であった．12誘導心電図(図A)から推察される診断はどれか．

a. 洞不全症候群　b. 完全房室ブロック　c. 心房粗動　d. **a+c**　e. **b+c**

Question 2

脳MRI/MRA検査では，脳梗塞は確認されなかった．心房粗動は，心房細動のように塞栓症をきたす可能性はあるか．

a. ほとんどない　b. 約3%に脳梗塞を合併する　c. 約30%に脳梗塞を合併する

Question 3

入院後も，軽労作でめまい，ふらつき，眼前暗黒感の症状を認めた．考慮される治療はどれか．

a. ペースメーカ植込み術　b. カテーテルアブレーション　c. 抗凝固療法
d. **a～c**のすべて

Answer

Q1. e. 心房粗動を伴う完全房室ブロック(**b**+**c**)
Q2. b. 約3%に脳梗塞を合併する
Q3. d. ペースメーカ植込み術+カテーテルアブレーション+抗凝固療法(**a**〜**c**のすべて)

解説

著明な徐脈を伴う場合，洞不全症候群，房室ブロックのいずれかを疑う．次に，P波の有無を確認し，PP間隔，PR間隔，RR間隔を測定する．しかし，P波が不明瞭の場合は，心房細動(atrial fibrillation：AF)，心房粗動(atrial flutter：AFL)を考える．F波が大小様々で不規則の場合はAF，規則的な場合はAFLである．このとき，PもしくはF波は，心電図のII誘導もしくはV_1誘導で確認する．

特に，AFは「RR間隔が不整」と覚えている場合，診断になかなか結びつかない．AFもAFLも完全房室ブロックを同時に併発すると，「RR間隔が整」となり，初めて遭遇したときに違和感を覚えるであろう．AF/AFLであるにもかかわらず，RR間隔が長く，一定のリズムを示す場合は「完全房室ブロック」と診断される．RR間隔が一定ということは，QRS波が補充調律であることを示す．AF/AFLも完全房室ブロックも高齢者に併発しやすい不整脈であり，臨床では併発することは珍しくない．

本症例は，下壁誘導で典型的な鋸歯波が認められ，V_1誘導で平坦なところが存在し，陽性のF波が観察されることから，AFではなく，三尖弁周囲を反時計周りに旋回する通常型AFLと診断できる．

なお，心電図上平坦で波形がない箇所は存在しないので，洞不全症候群は考えにくい．よって，本症例の診断は，AFLを伴う完全房室ブロックである．

1. 通常型心房粗動(common AFL)の心電図の特徴

AFLは，心房拍数(FF間隔)240〜340/分の長い頻拍周期で，規則的波形を有するマクロリエントリー性頻拍である．下大静脈-三尖弁輪間解剖学的峡部(cavo-tricuspid isthmus：CTI)を含み，三尖弁輪を反時計方向(心房中隔を上方に，右房自由壁を下方に)に興奮旋回する場合を「通常型」AFLという．心電図は，下壁誘導(II，III，aVF誘導)で鋸歯状波が観察され，V_1誘導で陽性の粗動波(F波)を示す．一般的に，AFLとAFの合併は22〜82%の高率にみられ，AFに対するI群抗不整脈薬投与後(Ia/Ic flutterとよぶ)にも認める．

2. AFLは脳梗塞を合併するのか

$CHADS_2$スコアが2点以上，あるいは48時間以上持続したAFL例では血栓塞栓症の発症率が高くなる[1]．また，AFL停止後の一過性心房収縮欠如により，心房血流のうっ滞を生じ血栓塞栓症のリスクが高まることから，除細動もしくは停止後も抗凝固療法の継続が必要とされる．よって，AFLにおいても，AFの抗凝固管理と同様に除細動前3週間および除細動後4週間の抗凝固療法(ワルファリンあるいは直接阻害型経口抗凝固薬)が必要とされている[2]．血栓塞栓症の予防を目的とした前向き試験やメタ解析によれば，AFLはAFと同等の血栓塞栓症リスクを有することが示されており，AFL例のみでも血栓塞栓症の年間発症率が平均3%に認められる[3]．また，AFL例における抗血栓療法による有効性も報告されており[4]，**表1**に示すように日本循環器学会の不整脈薬物治療ガイドライン[5]でも，AFLにおける急性期ならびに慢性期の抗血栓療法はAFと同等に管理することが推奨されている．

表1 心房粗動における予防的治療の推奨とエビデンスレベル

	推奨クラス	エビデンスレベル
血栓塞栓症の予防を目的とした心房粗動における抗凝固療法	I	A

推奨クラスI：手技・治療が有効，有用であるというエビデンスがあるか，あるいは見解が広く一致している．
エビデンスレベルA：複数のランダム化比較試験，またはメタ解析で実証されたデータ．
（文献5をもとに作成）

表2 房室ブロックに対するペースメーカ適応の推奨とエビデンスレベル

	推奨クラス	エビデンスレベル
徐脈による明らかな臨床症状を有する第2度，高度または第3度房室ブロック	I	C

推奨クラスI：評価法・治療が有用，有効であることについて証明されているか，あるいは見解が広く一致している．
エビデンスレベルC：専門家の意見が一致しているもの，または標準的治療．
（文献9をもとに作成）

3. common AFLへのカテーテルアブレーションの有効性と安全性

通常型AFLは，三尖弁輪部に留置した多極電極カテーテルを用いて興奮順序を解析することにより診断される．さらに，三尖弁輪と下大静脈間の解剖学的峡部（CTI）からのエントレイン直後の復元周期（post pacing interval : PPI）が粗動周期に一致することを観察し，同部が頻拍回路に含まれることを確認する．頻拍回路のなかでもCTIは必須伝導路であり，同部位の線状焼灼により根治可能である．AFLのカテーテルアブレーション手技は比較的容易であり，安全性や治療効果も薬物治療より優れる[6,7]．したがって，心不全増悪の原因となり得るため[8]，無症状であっても積極的に適応を検討する．カテーテルアブレーション中にAFLが停止しても両方向性の完全ブロックを完成させることが肝要である．AFLカテーテルアブレーションは有効性，安全性が確立された手技ではあるが，まれに難渋したり再発したりすることがある．

4. 完全（第3度）房室ブロックの治療

高度または完全（第3度）房室ブロックでは，ブロックの部位にかかわらずペースメーカ植込みの適応である．この際，徐脈や心停止の程度として具体的な数値をあげるのは困難であるが，米国心臓協会（American Heart Association : AHA）/米国心臓病学会（American College of Cardiology : ACC）のガイドラインでも提唱されているように，心室拍数＜40/分，心室停止＞3 secを参考値として示す．本症例は徐脈症状を認めることから，**表2**[9]に示す不整脈非薬物治療ガイドラインにしたがって，生理的にペーシングを行う目的で心房と心室の2か所にリードを留置するDDD型のペースメーカ植込みを行った．本症例は高齢者であるが，若年者で完全房室ブロックを呈した場合は，心サルコイドーシスを鑑別にあげ，植込み前に精査を行う．

5. 本症例の治療経過

本症例は，来院時軽度の心不全を呈し，$CHADS_2$スコアが3点と血栓塞栓症のハイリスク

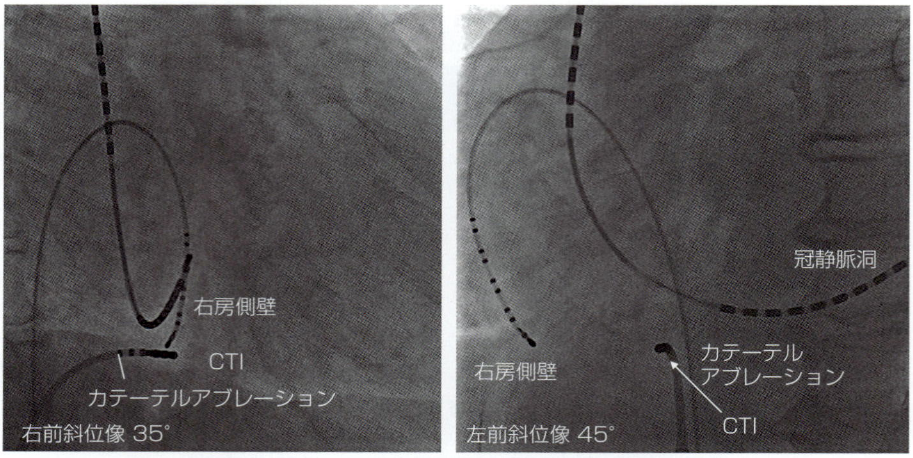

図　AFLカテーテルアブレーション時の電極カテーテルの配置と焼灼部位
カテーテルアブレーションは，下大静脈-三尖弁輪間の解剖学的峡部（CTI）を焼灼する．

と考えられたため，直ちに抗凝固薬を導入した．経食道心エコーで左房および左心耳に血栓がないことを確認した後，AFLに対し根治目的にカテーテルアブレーションを行った．心内電位の心房興奮順序とエントレインから，予想通り三尖弁周囲を反時計周りに旋回する「通常型」AFLであることが判明し，三尖弁輪6時方向の右心室から下大静脈へ線状焼灼を行い（図），頻拍停止に成功した．しかし，完全房室ブロックによる高度の徐脈であったため，即日DDD型のペースメーカ植込み術を施行した．その後，外来でAFLの再発やAFの出現を認めないため，3か月経過したのち抗凝固薬を中止した．

文　献

1）Dunn MI：Thrombolism with atrial flutter. Am J Cardiol 82：638, 1998
2）Klein AL, et al.：Use of transesophageal echocardiography to guide cardioversion in patients with atrial fibrillation. N Engl J Med 344：1411-1420, 2001
3）Ghali WA, et al.：Atrial flutter and the risk of thromboembolism：a systematic review and meta-analysis. Am J Med 118：101-107, 2005
4）Lanzarotti CJ, et al.：Thromboembolism in chronic atrial flutter：is the risk underestimated? J Am Coll Cardiol 30：1506-1511, 1997
5）日本循環器学会，他：不整脈薬物治療ガイドライン（2020年改訂版）〔http://www.j-circ.or.jp/cms/wp-content/uploads/2020/01/JCS2020_Ono.pdf〕
6）Natale A, et al.：Prospective randomized comparison of antiarrhythmic therapy versus first-line radiofrequency ablation in patients with atrial flutter. J Am Coll Cardiol 35：1898-1904, 2000
7）Bastani H, et al.：Cryothermal vs. radiofrequency ablation as atrial flutter therapy：a randomized comparison. Europace 15：420-428, 2013
8）Pizzale S, et al.：Frequency and predictors of tachycardia-induced cardiomyopathy in patients with persistent atrial flutter. Can J Cardiol 25：469-472, 2009
9）日本循環器学会，他：不整脈非薬物治療ガイドライン（2018年改訂版）〔https://www.j-circ.or.jp/cms/wp-content/uploads/2018/07/JCS2018_kurita_nogami.pdf〕

ワンポイントアドバイス

- 心電図をみたら①洞調律であるか，②R波の数とその間隔の規則性を確認する．
- 通常型心房粗動（AFL）の診断は，下壁誘導（II，III，aV_F誘導）で鋸歯状波という特有の波形を呈する．
- 2：1伝導比の場合，この鋸歯状波がわかりにくいことがあるが，心拍数が，140〜160/分（平均150/分）からAFLを疑う．

（藤野紀之）

13 労作時の呼吸苦と体重増加を主訴に来院した77歳男性

症例

77歳の男性．拡張型心筋症に伴う低心機能，心不全，完全左脚ブロック（left bundle branch block：LBBB）．心室頻拍に対し，6年前に両心室ペーシング*機能付き植込み型除細動器（cardiac resynchronization therapy defibrillator：CRT-D）が植込まれている．術後は，ショック作動や心不全増悪なく経過していた．先月もCRT-Dのチェックは全く問題ないといわれた．この2〜3日で症状が増悪し，労作時の呼吸苦と体重増加を主訴に来院した．

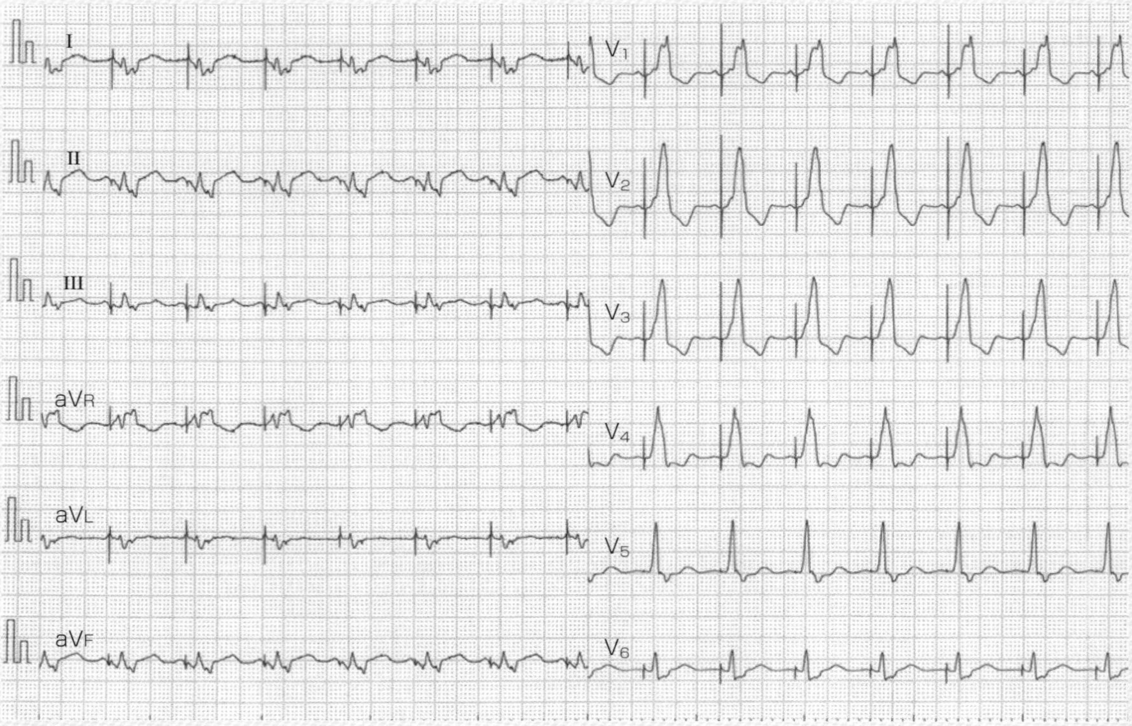

図A

Question 1

海外にてガイドライン上のCRT適応症例で実際にCRT-D，またはCRT-Pの植込みがされている割合はどれか．

a. 約30%　b. 約50%　c. 約70%

Question 2

心電図上ペーシングが入っている(図A)．通常のペースメーカのように右室心尖部にリードがある場合，予想される右室ペーシング波形はどれか．

a. 右脚ブロックパターン　b. 左脚ブロックパターン

Question 3

CRT-D，またはCRT-Pで左室リードは左室側壁に位置する冠静脈の分枝に留置されている．胸部X線でも確認した．同部位で予想される左室ペーシング波形はどれか．

a. 右脚ブロックパターン　b. 左脚ブロックパターン

Question 4

2束以上のブロックがある場合，完全房室ブロックへの移行は年間どの程度の頻度とされているか．

a. 年間約0.1%　b. 年間約1%　c. 年間約10%

*「両心室ペーシング」治療

心不全は近年増加の傾向にあり，その原因は食生活の欧米化や本格的な高齢社会を迎えたことなどがあげられている．心不全加療の選択肢として，薬物治療と外科的治療の中間に位置する「両心室ペーシング」治療がある．この治療法は心臓再同期療法(cardiac resynchronization therapy:CRT)とよばれ，欧米諸国を中心に心不全の治療法として広く利用されている．日本でも，心不全患者の予後，QOLを向上する治療法として普及が進んでいるが，重症心不全の潜在的な症例数を考えると十分とはいえないのが現状である．実際には，拡張型心筋症，肥大型心筋症などの心筋症，陳旧性心筋梗塞などの虚血性心疾患があり，適切な投薬加療がされていて，心不全症状があり，心機能が低下，心電図(QRS)の幅が広い患者では対象となる．心臓再同期療法(CRT)には，除細動機能もついたCRT-Dとペーシング機能のみのCRT-Pがある．

Answer

Q1.　a.　約30％

Q2.　b.　左脚ブロックパターン

Q3.　a.　右脚ブロックパターン

Q4.　b.　年間約1％

解説

1. CRTの適応

心臓再同期療法（cardiac resynchronization therapy：CRT）の適応には心不全の症状，左室駆出率（left ventricle ejection fraction：LVEF）による心機能，心電図のQRS波形と幅によって適応が記載されている[1]．ペースメーカや植込み型除細動器（implantable cardioverter defibrillator：ICD）が適応となるタイミングにもCRTの適応となるような心機能の低下がないか検討が必要である[1]．実際には，適応が少し複雑であることと，長い心不全の経過のなかで，詳細な心機能や，心電図の変化によってCRTの適応を検討することは容易ではないかもしれない．

CRTという治療が侵襲的な手術を要する加療であることを加味しても，その生命予後の改善効果や，心機能および心不全症状の改善効果を考えると，十分普及しているとはいえないのが現状である．欧米でもガイドラインでの適応がある症例のうち，実際にCRT-D，またはCRT-Pが植え込まれている症例は約30％程度と報告されているが[2]，日本では人口比で比較するとさらにその1/5〜1/10とされている．

またCRTの効果を最大限発揮するためには，適応の時期を逸しないということも重要で，QRS幅の広い患者は早期に介入しても効果が出やすいこと[3]，過度にリモデリングが進んだ症例では効果が出にくいことも知られている（図1）．

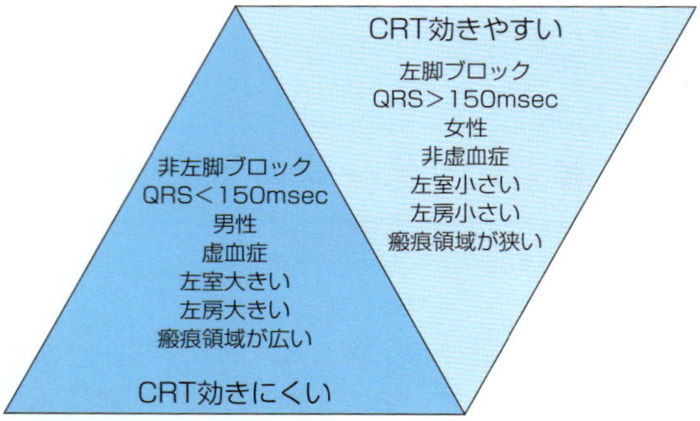

図1　CRTの効果とその要因

症状は比較的安定していても，変わった心電図の心不全の患者を診察したら，近くの専門医に相談してみてもよいかもしれない．

2. CRTの機能

通常の心室では，刺激伝導系（His束や左脚，右脚など）を介して速やかに心室全体に伝わり，心室全体が同期して興奮することにより，効率よくポンプとしての機能を発揮している．心機能が低下した心不全の患者の一部には，心室内の電気の流れが悪くなり（脚ブロックや伝導障害），心室の興奮が非同期状態となり，ポンプとしての機能が効率よく発揮できなくなっている患者がいる．CRTでは，右心室に留置するリードに加え，さらにリードを冠状静脈という血管を介して左心室の表面におき，基本的に心臓を挟み込むように電気刺激（ペーシング）し，心室の非同期状態を「再」同期させ，効率よくポンプとしての機能を発揮できるようにサポートする．CRTの効果を最大限活かすためにはしっかり（100％近く）ペーシング（かつては両心室）が入ることがとても重要であることが知られていた．

以前は，しっかりと両心室ペーシングを入れる

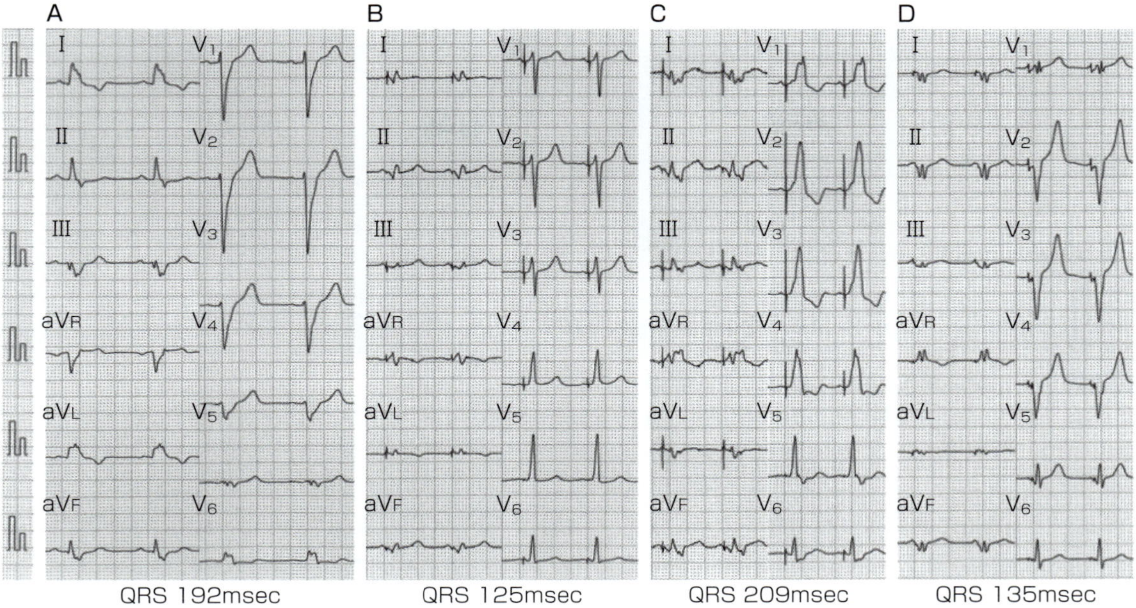

図2 心電図経過

A：CRT-D植込み前の左脚ブロック．B：左室単独ペーシングと右脚伝導の融合波形．C：完全房室ブロックとなった左室単独ペーシング．D：両心室（左室＋右室ペーシング）．

ために，自己伝導のある症例（左脚ブロックのある症例では右脚伝導が残っている）では，自己伝導の房室伝導時間（AV間隔）よりも短いAV時間でペーシングが入るように設定していた．10年前までの報告ではCRTによる効果（具体的には左室が小さくなる）が出ないノンレスポンダーが30〜40%いると報告されていたが，その要因の1番が不適切なAV時間（短すぎると心房収縮が活かせず，長すぎると自己の伝導でペーシングが無効になる）の設定であることが明らかにされた[4]．AV伝導時間は安静や労作，投薬の影響によりダイナミックに変動することは以前から知られていたが，CRTのペーシングも自己のAV伝導のある患者ではそれにはあわせて変化することが重要であることがわかり，ほとんどの機種で自己伝導とペーシングが適切な融合となるように自動でAV時間の調整がされるようになった．現在では，様々なデバイス機能の進化や，知識の普及によりノンレスポンダーの割合も減ってきている．

AV時間の自動調整は「定期的な自己AV伝導時間の測定⇔ペーシングするAV時間の設定」という感じで定期的に確認して作動する．さらには左脚ブロック（右脚伝導が残っている症例）では，自己伝導にあわせて両心室ペーシングもしくは左室単独ペーシングを行い融合させるという機能もある．ペーシングを両心室か左室単独かも自動で選択してくれる機種も登場している．

3．症例の解説

本症例は左脚ブロック（図2A）でCRTが導入され，左室単独ペーシングと右脚伝導の融合波形で作動（図2B）し，心不全も良好に経過をしていた．房室ブロックを契機に左室単独ペーシング（図2C）となったものが設問の心電図（図A）である．

一般に右室心尖部のペーシングでは，左脚ブロックパターン（V_1で幅広い深いS波があり，QS型またはrS型QRS）となるように，左室リードからのペーシングでは右脚ブロックパターン（V_1でrsR′または“M”パターン）となることが通常である．普段みることのほとんどない心電図波形だと思われるが，通常のペースメーカの心電図ではまず起こらないので，このような心電図をみたら以前のものと比較してみてほしい．胸部X線を施行

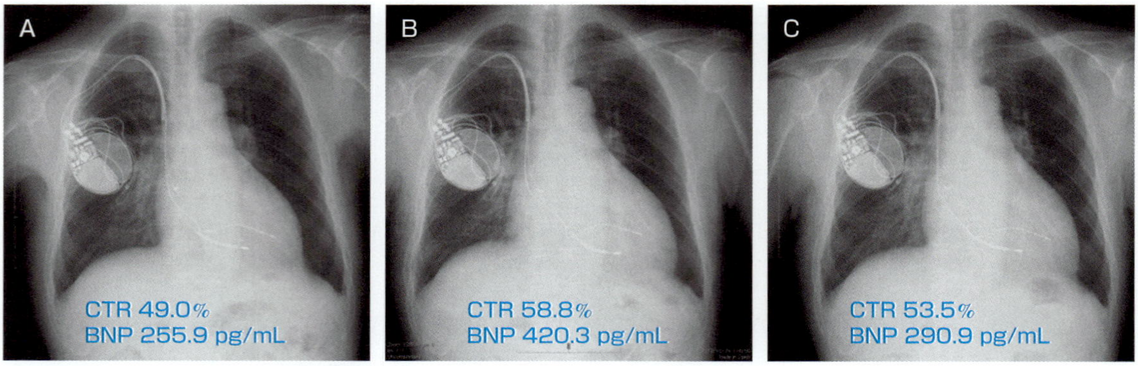

図3　ペーシング様式と胸部X線とBNPの経過
A：左室単独ペーシング＋右脚伝導．QRS 125 msec．B：左室単独ペーシング．QRS 209 msec．C：左室ペーシング＋右室ペーシング．QRS 135 msec．

するとリードの位置もわかるかもしれない．

左脚ブロック（**図2A**）となり非同期状態であったが，CRTにて左室単独ペーシングと右脚伝導の融合波形（**図2B**）で「再」同期状態となり，心不全は改善，経過中に完全房室ブロックとなり，左室単独ペーシング（**図2C**）となり，再度非同期状態になり心不全増悪し受診，両心室（左室＋右室）ペーシング（**図2D**）するように設定変更し「再々」同期状態となった珍しい症例である．

本症例の機種では左室単独ペーシングから両心室ペーシングに自動で切り替わる機能がなかったため，心不全増悪を契機に受診，手動にて設定変更することにより，投薬の変更などもなしに心不全も軽快した（**図3**）．左脚ブロックのような2束以上のブロック（左脚の場合は前枝＋後枝）では，年率1%で完全房室ブロックになることが古くから報告されており[5]，こうした機能を用いる際は注意が必要であることを再認識した症例であった．

設問の意図は，このような珍しい心電図を読んでいただきたいというわけではない．CRTという治療の存在を再認識していただいて，心不全治療の選択肢として知っていただきたいというのが設問の意図の1つである．もう1つは，最近ではCRTのみならず，刺激伝導系ペーシング（His束ペーシング，左脚領域ペーシング），胸部X線なしにはペースメーカの本体がみあたらないリードレスペースメーカなど，様々なペーシング様式やデバイスが出てきている．高齢化が進み，心不全パンデミックといわれる今後，様々な心電図に出会うことも多いのではないかと思われる．一見，避けて通ってしまいたくなるような心電図波形も，何か困ったことがあれば専門医に気軽にご相談いただければ幸いである．

文　献

1）日本循環器学会，他（編）：不整脈非薬物治療ガイドライン（2018年改訂版）〔https://www.j-circ.or.jp/cms/wp-content/uploads/2018/07/JCS2018_kurita_nogami.pdf〕
2）Fonarow GC, et al.:Heart failure care in the outpatient cardiology practice setting:findings from IMPROVE HF. Circ Heart Fail 1: 98-106, 2008
3）Madhaven M, et al.:Advances and future directions in cardiac pacemakers:part 2 of a 2-part series. J Am Coll Cardiol 69:211-235, 2017
4）Mullens M, et al.:Insights from a cardiac resynchronization optimization clinic as part of a heart failure disease management program. J Am Coll Cardiol 53:765-773, 2009
5）McAnult JH, et al.:Natural history of “high-risk” bundle-branch block:final report of a prospective study. N Engl J Med 307:137-143, 1982
6）日本循環器学会，他（編）：2024年JCS/JHRSガイドラインフォーカスアップデート版不整脈治療〔https://www.j-circ.or.jp/cms/wp-content/uploads/2024/03/JCS2024_Iwasaki.pdf〕

ワンポイントアドバイス

新たなペーシング部位：刺激伝導系ペーシング（conduction system pacing：CSP）について

・右室心尖部ペーシングは，非同期的収縮を生じ，特に右室ペーシング率の高い（>20%）症例では，LVEFの低下や心不全増悪などが増加することが報告されている．
・右室ペーシングに伴い経時的にLVEFの低下が生じる病態はペーシング誘発性心筋症とよばれ，ペースメーカの症例の約10〜20%に認められ，特に元々左室駆出率（left ventricle ejection fraction：LVEF）が低下した症例でその頻度が高くなることが知られている．
・CSPは，刺激伝導系を捕捉するペーシングの総称であるが，生理的な興奮伝播様式を保持するCSPの手技成功率の向上ならびに臨床的有用性が徐々に明らかとなり，最近では左脚本幹あるいは左脚枝を捕捉する左脚領域ペーシング（left bundle branch area pacing：LBBAP）が広まりつつある．
・LBBAPでは，右室への興奮伝播が遅延するため，心電図波形で通常V_1誘導のQRS終末部にR波を認めるのが特徴である[6]．

（西山信大）

14 ペースメーカを回避した徐脈頻脈症候群の78歳男性

症例

78歳の男性．頻脈性の発作性心房細動を契機とする急性心不全で緊急入院．急性期治療後に抗凝固療法とβ遮断薬によるリズムコントロールを開始した．数日後より眼前暗黒感とふらつきが出現．症状出現時のモニター心電図（図A）を示す．

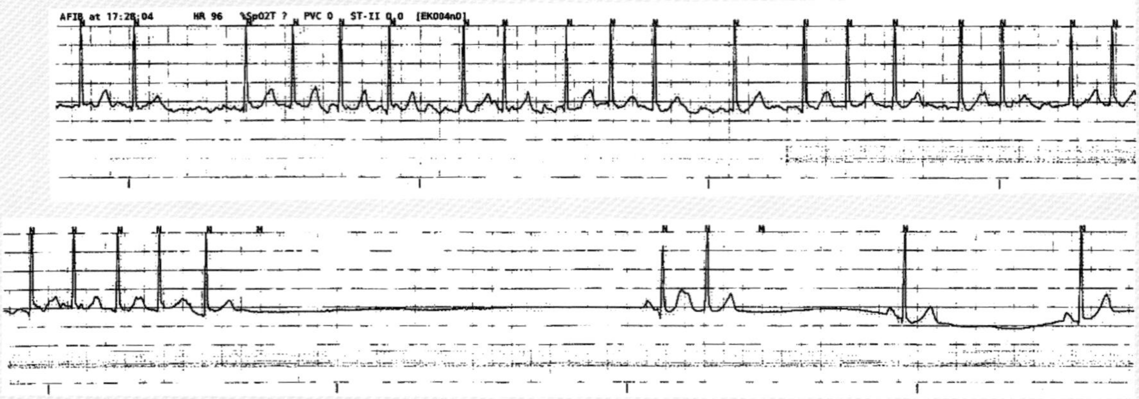

図A 症状出現時のモニター心電図

Question 1 診断はどれか.

a. 徐脈性心房細動　b. 徐脈頻脈症候群　c. 完全房室ブロック

Question 2 初期治療として適切なものはどれか.

a. β遮断薬の減量・中止　b. 電気的除細動　c. ATP急速投与

Question 3 本症例の管理として不適切なものはどれか.

a. アミオダロン静脈注射　b. ペースメーカ植込み　c. 心房細動アブレーション

Answer

Q1. b. 徐脈頻脈症候群

Q2. a. β遮断薬の減量・中止

Q3. a. アミオダロン静脈注射

解説

頻脈性の発作性心房細動が停止する際に長時間の心停止を起こし，ペースメーカが考慮されたが，カテーテルアブレーションで心房細動を治療することで，ペースメーカ植込みを回避できた一例である．

図A上段はP波がみられず，代わりに不規則で小刻みな心房細動波（f波）が観察される．心房細動の心電図の特徴は，①P波が認められない，②f波が認められる，③RR間隔が絶対的に不整，である．図A上段の心電図はこれらすべての特徴を兼ね備えた「頻脈性心房細動」である．図A下段では5拍目のQRS波を最後に心房細動が停止し，数秒間の心停止の後に洞徐脈へ移行している．

頻脈性心房細動患者ではレートコントロールおよびリズムコントロールのために抗不整脈薬を投与されることが多い．ところが，これらの薬剤は徐脈を増悪させる．本症例ではまずβ遮断薬を中止した．しかし，徐脈は改善しなかった．

徐脈への対処としては最も確実な治療はペースメーカ植込みだが，この患者はペースメーカに対してきわめて強い忌避感を示し，植込み回避を希望した．そこで，心房細動のカテーテルアブレーションを行った．アブレーション治療後には発作性心房細動は起こらなくなり，眼前暗黒感やふらつきは消失し，心停止もなくなった．退院前の心電図は洞徐脈であった（図1）．退院後，外来で慎

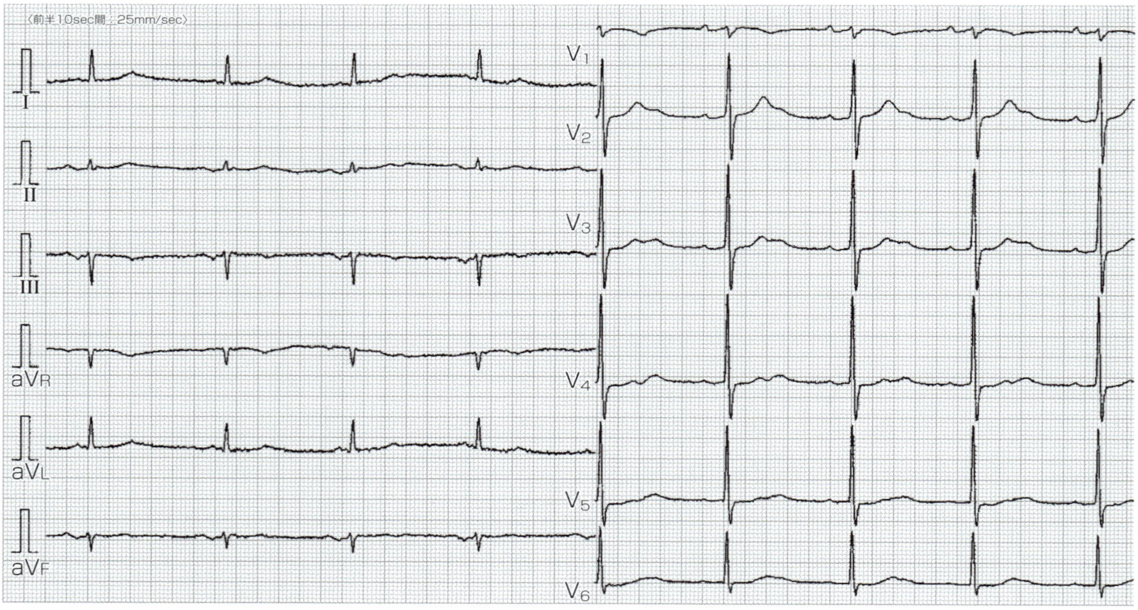

図1　退院時の12誘導心電図

重に経過を観察している．自宅血圧計による脈拍は60～70/分前後で経過している．

1. 心房細動と徐脈

心房細動は進行性の慢性疾患で，数年以上の長い経過で徐々に病態が変化する．早期にはほとんどの時間は洞調律で，1週間以内の比較的短い頻脈発作が繰り返される（発作性心房細動）．経過とともに発作持続時間が長くなり（持続性心房細動），やがて心房細動に固定し洞調律へは戻らなくなる（永続性心房細動）．

心房細動患者はその経過中にしばしば徐脈を合併する．非心房細動患者と同様に，洞不全症候群と房室ブロックが起こる（図2）．前者は徐脈頻脈症候群，後者は徐脈性心房細動とよばれる．徐脈頻脈症候群は洞調律の時間が存在する発作性，持続性で問題となる．徐脈性心房細動はすべての時期に発症し得る．

2. 徐脈頻脈症候群

心房細動患者の5人に1人が洞不全症候群（徐脈頻脈症候群）を合併する[1]．図Aのような心房細動停止時の心停止，あるいは洞調律時の持続性徐脈や，発作性の洞停止・洞房ブロックとして現れる．

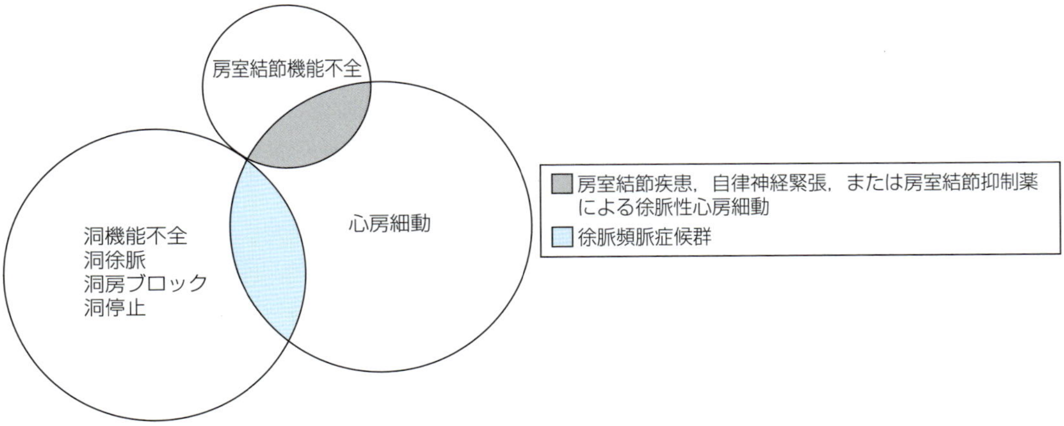

図2 心房細動患者が合併する徐脈
徐脈性心房細動における洞不全と房室ブロックの位置づけ．
（文献1より改変）

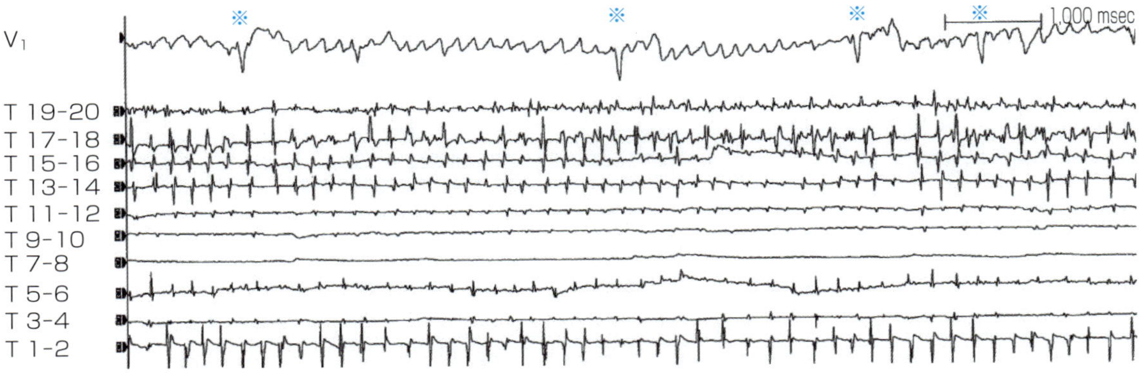

図3 カテーテルアブレーションのときに記録された心房細動の心内心電図
V_1は体表心電図のV_1で，小刻みなf波の間にところどころで下向きのQRS波（※）が観察される．心房内に留置した多電極カテーテル（T19-20，T17-18……）では，高頻度かつ不規則な心房細動波が詳細に観察できる．

どうしてそれほど頻繁に合併するのだろうか？心房細動による高頻度かつ無秩序な心房興奮（図3）が心房全体に構造的・電気的リモデリングとよばれる悪影響を与え，心房細動がより起こりやすくなる悪循環に陥る．その過程で洞結節とその周囲が障害を受けて洞不全が起こるのであろうと推測される．

徐脈頻脈症候群では，頻脈と徐脈という矛盾する病態を相手にせざるを得ず，一筋縄ではいかない．徐脈に対してペースメーカ（心房も心室も管理できるDDD動作が可能なもの）を植えたのちに頻脈性心房細動に対する薬物療法を再開・強化する方法が標準的といえる．しかし，本症例のように，最初の治療としてカテーテルアブレーションを試みる選択肢もある．この戦略の有効性は複数のグループから報告されており[1]，わが国の不整脈非薬物療法診療ガイドラインにも記載されている[2]．

徐脈頻脈症候群に対してカテーテルアブレーションが有効な理由はいくつかある．まず，①心房細動そのものが減少・消失することによって，徐脈をきたす抗不整脈薬を減量・中止できる．また，②左房焼灼後には安静時心拍数が増加する．心臓神経叢の迷走神経成分に焼灼が及ぶためと思われる．③心房細動による洞結節のoverdrive suppressionがなくなる．さらに，④頻拍による前述の電気的・構造的リモデリングが抑制される．

Hociniら[3]の報告では，徐脈頻脈症候群患者に心房細動アブレーションを行うことで，3 sec以上の洞停止はみられなくなり，安静時心拍数は術前の67/分から術後は約76/分へと上昇した．さらに，アブレーション2年後の追跡調査では，洞結節回復時間が著明に改善していた．

すべての徐脈頻脈症候群でペースメーカが必須というわけではなく，カテーテルアブレーションが成功すればペースメーカを回避できる可能性がある．つまり，徐脈頻脈症候群の患者に遭遇したとき，ペースメーカとアブレーションのどちらを先行すべきかを考えねばならない．その際に重要なポイントとして，「確実性」をあげたい．確かに心房細動アブレーションがうまくいけば，心房細動の進行も止まり，ペースメーカは不要になる．したがって，いいことづくめのように思える．しかし，カテーテルアブレーションは再発や不成功の可能性がある．そのような例では心房細動の再発のたびに徐脈も再発する．また，カテーテルアブレーションが成功したとしても，洞機能不全が経時的に進行して結局ペースメーカを要する患者が約8％と報告されており[4]，アブレーション手術後にも慎重な経過観察が必要である．確実性を重んじてペースメーカを選択するべき場面も多い．

3．徐脈性心房細動

心房細動患者が房室ブロックを合併すると，徐脈性心房細動となる．心房細動の際，心房は毎分数百回と非常に高い頻度で無秩序に興奮する（図3）．心室がつられて心室細動にならないのは，房室結節に「減衰伝導特性」があり，細動波のうち数回に一度だけを伝導するためである．この減衰伝導が高度になると（あるいは完全房室ブロックになると），徐脈によって失神，痙攣，眼前暗黒館，めまい，息切れ，易疲労感などの徐脈による症状や心不全を呈する．これを「徐脈性心房細動」とよび，ペースメーカの適応の1つである．ただし，無症状の徐脈性心房細動ではペースメーカ植込みの適応はない．ブロックが不完全であればRR間隔は不規則なままで，完全房室ブロックではRR間隔が等間隔の徐脈になり，QRS幅が広くなる．

4．徐脈性心房細動－リードレスペースメーカのよい適応－

徐脈性心房細動にペースメーカを入れるとき，心房細動が長時間持続していて洞調律化の可能性が低い症例では，心室のみペーシングする「VVIペースメーカ」が選ばれる．心房内の無秩序かつ高頻度に興奮するf波を監視しても（図2），ペースメーカの動作に有用な情報をもたらさないためである．近年では，リードが省略され非常にコンパクトな本体を直接右心室へ打ち込む「リードレスペースメーカ」が利用可能である．リードレスペースメーカには，本体のコンパクトさゆえに心房の電気活動はモニターされない欠点があるが，心房細動に固定した患者では問題にならない．そのため，徐脈性心房細動はリードレスペースメーカのよい適応である．

文　献

1）Jackson LR 2nd, et al.:Sinus node dysfunction and atrial fibrillation:A reversible phenomenon? Pacing Clin Electrophysiol 40: 442-450, 2017

2）日本循環器学会，他：不整脈非薬物療法診療ガイドライン〔https://www.j-circ.or.jp/cms/wp-content/uploads/2018/07/JCS2018_kurita_nogami.pdf〕

3）Hocini M, et al.:Reverse remodeling of sinus node function after catheter ablation of atrial fibrillation in patients with prolonged sinus pauses. Circulation 108:1172-1175, 2003

4）Inada K, et al.:The role of successful catheter ablation in patients with paroxysmal atrial fibrillation and prolonged sinus pauses: outcome during a 5-year follow-up. Europace 16:208-213, 2014

ワンポイントアドバイス

・徐脈頻脈症候群の治療は，徐脈の治療（ペースメーカ）を先行するか頻脈の治療（カテーテルアブレーション）を先行するかを検討する時代になったと述べた．患者にはできるだけすっきり理解してもらいたい．
・重要なのは，「心房細動と洞不全症候群という2つの病気を相手にしている．結局，徐脈も頻脈のどちらも治療しないといけなくなる可能性があるが，運がよければ片方だけで済むこともある」と伝えることである．
・失神患者は，未治療での自動車運転は危険であり，法律上も禁止である．自動車の運転をする患者には，特に確実性が重視されるため，ペースメーカを先行する．

（筒井健太）

15 早朝に意識消失発作を起こした50歳男性

症例

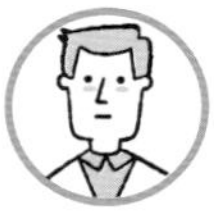

50歳の男性．心疾患既往歴なし．薬剤服用歴なし．家族内突然死歴なし．早朝（4～5時前後）に本年度2回目のうめき声を伴う意識消失発作を起こした．家族の呼びかけに反応がなく，救急要請．意識回復は救急搬送中であった．搬送時血圧105/62 mmHg，脈拍63/分，不整なし．構語障害・四肢麻痺なし．頭部CT/MRI：有意出血巣・梗塞巣なし．搬送時心エコー：心機能正常（左室駆出率65%），左室・右室拡大なし．12誘導心電図（図A）：基本調律は洞調律，心拍75/分，不整なし．PQ時間155 msec，QRS時間90 msec，QT時間400 msec，QRS軸67°であった．四肢I，II，III，aVF誘導，左側胸部誘導（V_4～V_6）におけるJ点（QRSからSTに至る部分）の上昇としてQRS下行脚のスラーあるいはノッチがみられる．2誘導以上におけるJ点ならびにSTが基線より0.1 mVを超える形で上昇しており，いわゆる“早期再分極”の診断に合致する．

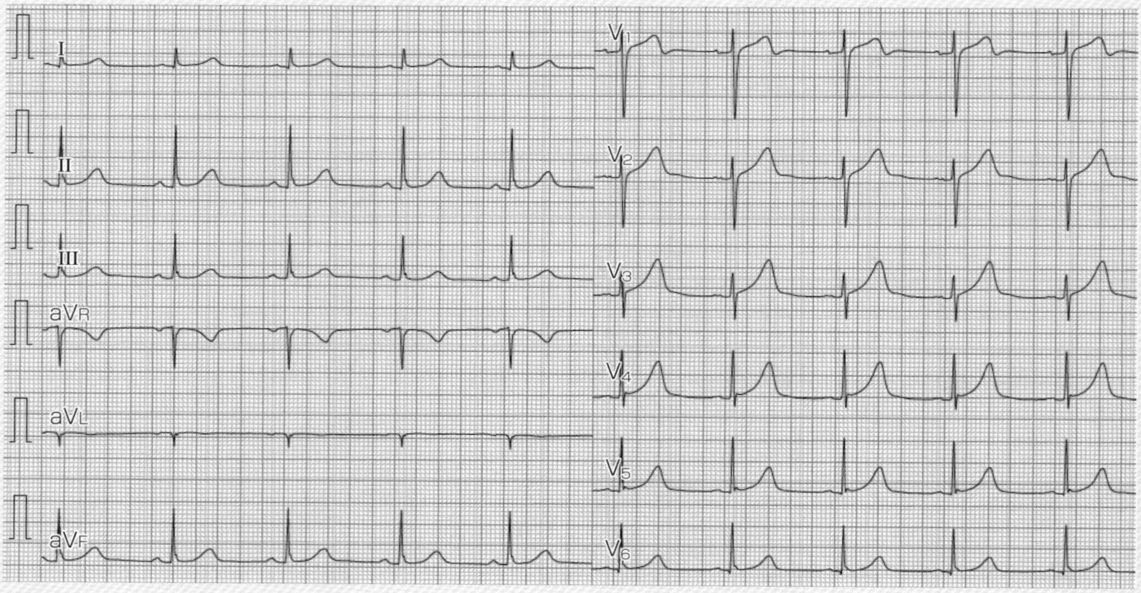

図A

Question 1

心電図上の早期再分極所見は器質的心疾患を有さない健常者にもみられることが知られている．国内における同所見のおおよその頻度はどのくらいか．

a. 1%以下　b. 1〜20%　c. 30%以上

Question 2

失神の原因として心原性失神を考えた場合，12誘導心電図から可能性が最も高いものはどれか．

a. Brugada症候群　b. 早期再分極症候群　c. QT延長症候群

Question 3

12誘導心電図上の早期再分極所見を有し，失神発作の既往がある症例で今後致死的不整脈（心室頻拍・心室細動）を発症する確率はどのくらいか．

a. 1%未満　b. 1〜5%　c. 5〜10%

Answer

Q1.　b.　1〜20%

Q2.　b.　早期再分極症候群

Q3.　a.　1%未満

解説

1. 早期再分極の呼称（J点vs. J波の呼称）について

心電図QRS-ST接合部（J点）の上昇は早期再分極とよばれ，検診時の心電図を含め健常者や若年アスリートの心電図にもしばしば認められる所見であり，病的意義を伴わない正常亜型として認識されている．一方，J波はQRS終末部にみられるノッチもしくはスラーの呼称である（図1）．J波に関しては低体温症症例における心電図所見として初めて報告され，後に報告者の名前をとってOsborn波ともよばれるようになった[1]．

一般的な早期再分極所見として，①J点の上昇（J波の有無は問わない），②J波の存在（J点上昇の有無は問わない），および③J波を伴ったJ点上昇，の3つのパターンに分類されるが，報告者によって定義はまちまちである．特にJ点上昇とJ波の相違点は明確にされておらず，現時点ではこれらすべてを含めた形で「早期再分極」という所見として認識されている．本症例は主に四肢下壁誘導（II/III/aVF）ならびに左側胸部誘導（V_4〜V_6）におけるJ波がみられ，かつ基線より0.1 mV以上のJ点上昇がみられている．

2. 早期再分極の臨床的特徴

Gussak[2]らは早期再分極の臨床的特徴として，下記の諸点をあげている．

①健常者での1〜5%に認められる
②若年男性・運動家に多く，加齢とともに正常化傾向を示す
③低体温例，薬物（コカイン）中毒例に多く認める
④家族出現例がある
⑤Brugada型心電図との合併例が少なくない
⑥急性心筋梗塞，心膜炎，心室内伝導障害との鑑別診断が必要である

国内の報告としては中川[3]らが全検討症例の10.8%で認めていた，とある．

⑤のBrugada症候群との関連は心筋細胞活動電位の分子機序が解明されるとともに明らかになってきている．器質的心疾患を認めず，電解質異常，QT延長もなく心室細動発作をきたした症例のうち，安静時12誘導心電図における①右脚ブロックパターン，②複数右側胸部誘導（V_1〜V_3）での特徴的なST上昇（上に凸型．coved型ともいわれる上昇パターン）をきたす患者群はBrugada症候群とよばれているが，本症候群における心電図所見の成因についてはAntzelevitch[4]らの報告にみられるように，心筋活動電位第1〜2相における心内膜・心外膜間の電位勾配顕在化が考えられており，早期再分極にみられるJ波形成あるいはJ-ST上昇の機序と類似する点が多い（図2）．心内外膜間電位勾配レベルが軽度であれば心電図上のJ-ST上昇レベルも軽度となり，早期再分極における心電図所見に合致する形をとることが推定され，事実，国内特発性心室細動研究会からの報告[5]でもJ波を合併したBrugada症候群を一定数（12%）認めている．しかしながら早期再分極症例に特異的なJ波形成J-ST上昇パターンを含めた心電図変化がみられる誘導はBrugada症候群とは異なっており，早期再分極は下壁/側壁誘導（II，III，aVF/I，aVL，V_4〜V_6）での変化がみられるのに対してBrugada症候群では右側前胸部誘導（V_1〜V_3）にみられる．さらに心電図異常のパターンも両者では異なる．早期再分極ではJ波形成もしく

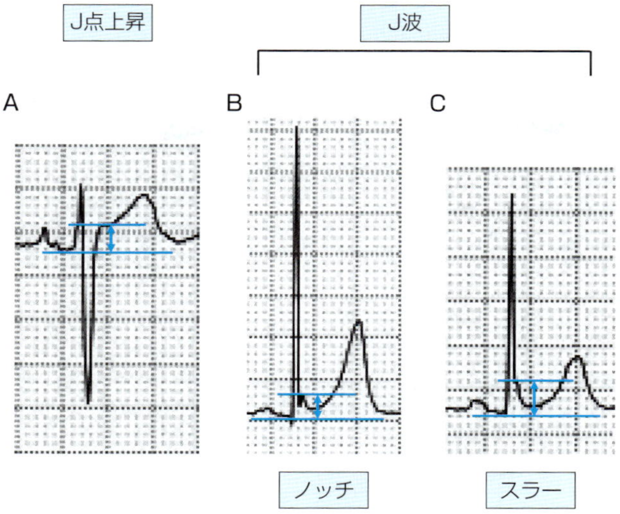

図1 J点上昇とJ波

AはJ点の上昇を示し，BはQRS終末部にみられるノッチ，Cはスラーを示す．
ノッチ，スラーの所見をあわせてJ波と称する．基線からの高さ（図中矢印）がJ点高（A）およびJ波振幅（B，C）に相当する．

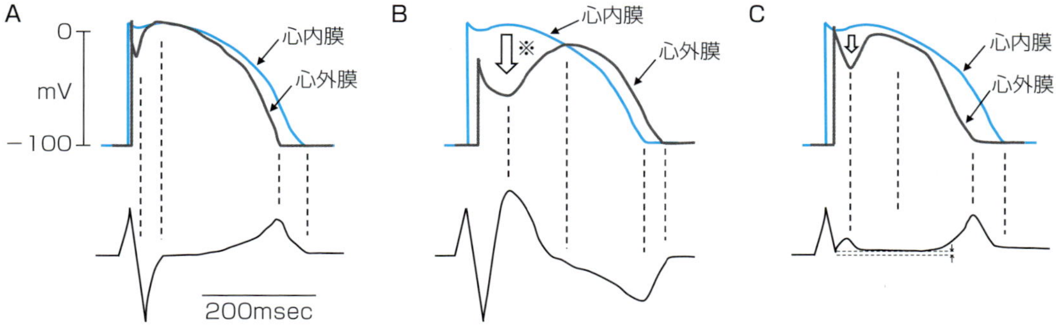

図2 Brugada症候群における心電図所見の成因

A：正常．B:Brugada症候群．C：早期再分極（J波＋horizontal ST上昇）．
Brugada症候群では心外膜側心筋活動電位第1相のノッチ形成が正常に比べ大きくなり（※），引き続き活動電位第2相（プラトー相）の低下または消失をきたすため，心内外膜間電位勾配が顕在化する．さらに伝導遅延を伴うことで活動電位持続時間が心内外膜間で逆転し心電図上T波の陰転化がみられる．早期細分極も同様にノッチ形成，プラトー相の抑制，活動電位伝導遅延がみられるがBrugada症候群に比べ軽度にとどまるため，J波・軽度のST上昇（水平型/下行型パターンでのST上昇）がみられる．
（文献4をもとに作成）

はJ-ST上昇とそれに続く陽性T波であるのに対して，Brugada症候群ではJ点上昇とそれに続く盆状ST上昇（covedパターンでのタイプ1のST上昇とよばれる）と陰性T波である．早期細分極における心臓電気生理学的機序がBrugada症候群との関連が強く示唆される一方で，心電図変化の相違点がみられるため，さらなる解明については今後の研究が待たれる．

3. 早期再分極心電図におけるリスク層別化

器質的心疾患を認めない例に発症する心室細動を特発性心室細動（idiopathic ventricular fibrillation：IVF）とよんでいるが，近年IVF症例と心電図上の

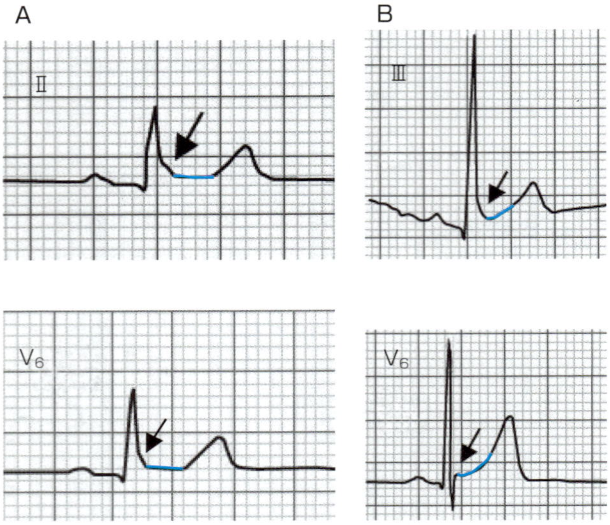

図3　J点以降のST部分所見の違い（高リスク症例vs. 低リスク症例）

A：心室細動既往を有する症例．B：一般健康アスリート症例．
J点以降のST部分（図中青線箇所）において，Aでは平坦化所見（horizontal ST segment）に対してBは凹型の上昇所見（ascending ST segment）を示す．図中矢印はJ波もしくはJ点に相当する．
（文献7より改変）

早期再分極との関連が相次いで報告されるようになった．Rosso[6]らはIVF患者45例と年齢・性別をマッチさせた健常者124例，それに若年アスリート121例を対象に，早期再分極の有無を心電図誘導別に検討した．その結果，健常者・若年アスリート群における早期再分極とIVF群における早期再分極を鑑別するには，①心電図パターンとしてQRS下降脚のスラーやノッチ，0.1 mV未満のJ点上昇には診断価値が低く，0.1 mV以上のJ点上昇が重要である，②心電図誘導としては四肢下壁誘導（II，III，aVF）あるいは下側壁誘導（I，aVL）におけるJ点上昇が重要，と結論づけている．J点直後からのST部分の波形パターンもリスク層別化において注目すべき所見である．Tikkanen[7]らは健常アスリートコホートにおける早期再分極症例（J点上昇＞0.1 mV）についてJ点以降のST波形を2パターンに分類し，その予後について検討した．彼らの報告ではST波形が水平型（horizontal）もしくは下行型（down sloped）パターンを有する症例（図3A）[7]は上昇型（ascending/upsloped）パターンを有する症例（図3B）[7]に比べて致死的不整脈イベントを含めた心臓突然死のリスクが有意に高いと報告しており，J波形パターン（QRS下降脚のスラーあるいはノッチ）に関係なく，J点以降のST波形パターンがリスク層別化に有効と結論づけている（図4）[7]．

上記諸報告を主体とした高リスク判断基準のまとめは以下の通りとなる．

①少なくとも0.1 mV以上のJ点上昇（0.2 mV以上であれば高リスクと診断可能）
②J波以降の水平/下行型ST変化を伴う
③上記①，②の所見が下壁もしくは下側壁誘導（II，III，aVF/I，aVL）の広範囲にわたる

4．早期再分極心電図の臨床的意義・治療方針

古くから早期再分極心電図の経過は良好とされてきたが，前述したようにIVFとの関連が報告されて以降一段と注目されるようになり，国内ガイドライン[8]にも早期再分極症例におけるコンセンサスが述べられている．しかしながら具体的な治療方針については器質的心異常を伴わず心室細動もしくは多形成心室頻拍が捉えられた症例，もしくは原因が明らかでない心肺蘇生症例ないしは心

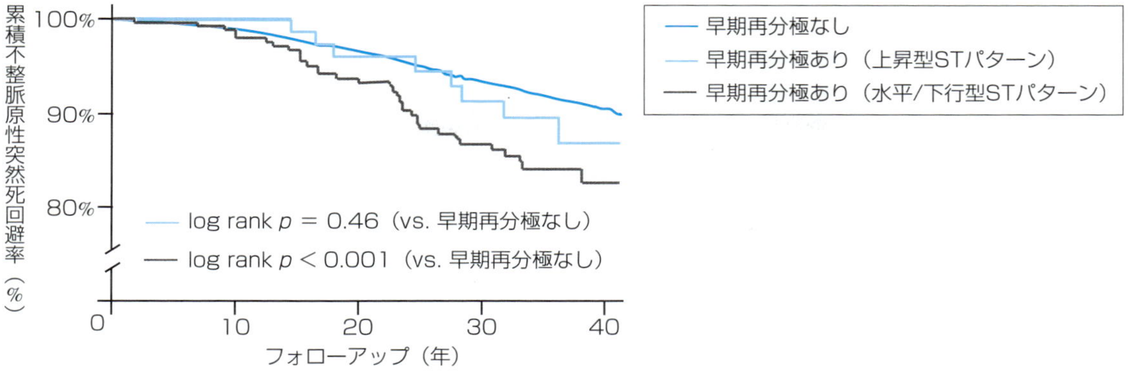

図4 J点以降のSTパターン別の予後（Kaplan-Meier曲線）
上昇型早期再分極STパターンを有する症例は早期再分極のみられない症例と比較した場合同等の突然死回避率を示すが，水平型/下行型早期再分極STパターンを有する症例は有意に突然死回避率が減少する．
（文献7より改変）

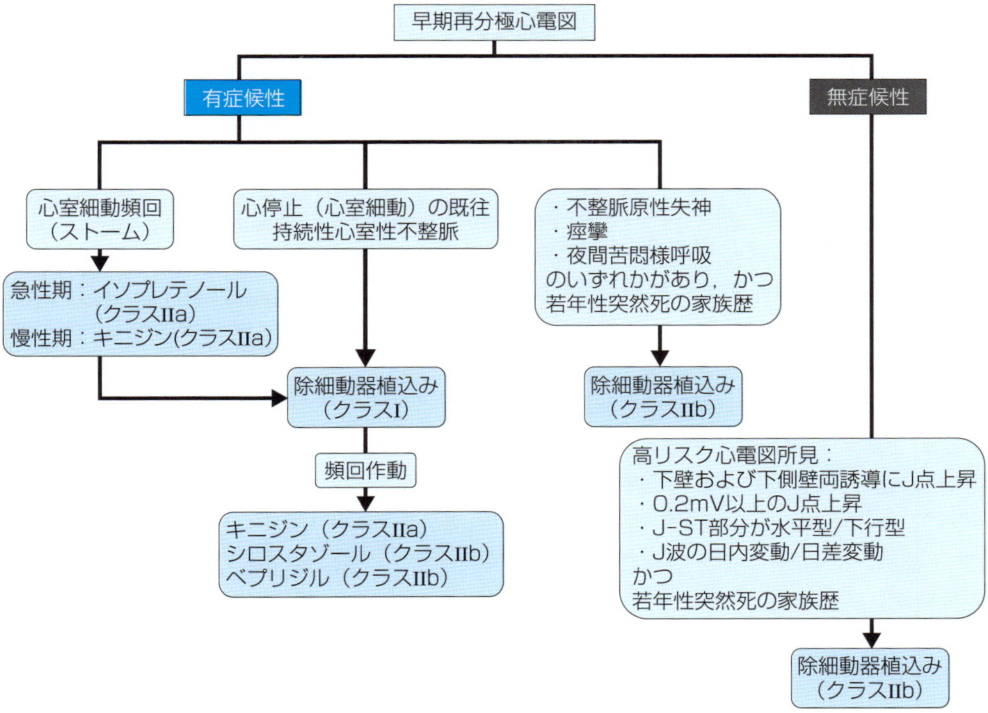

図5 早期再分極心電図を認めた場合の診療フローチャート
（文献8をもとに作成）

臓突然死症例，のいずれかの診断基準を満たした「早期再分極症候群」におけるものであり，早期再分極心電図所見のみを有する症例に対するものではないことを念頭におくべきである．事実，Rosso[6]らもJ波を含む早期再分極がIVFと密接な関連がみられるとはいえ，IVFそのものが非常に頻度が少ない疾患であり，仮に検診やスクリーニング検査で早期再分極を認めたとしても諸報告をもとにIVF出現のオッズ比を考慮した場合，早期再分極が将来IVFを生じる確率は大まかに10,000人に1人と推定され，安易に重篤な疾患であるかのような説明を行うことで被検者に過度の不安を与えることは避けるべきことを指摘している．

図5[8]に早期再分極心電図を認めた場合の国内ガイドラインが提唱する診療フローチャートを示す．重要なことは早期再分極所見からのアプローチではなく，症候性か無症候性かを鑑別したあとに治療方針を決める形になる．症候性のなかでも心室細動・持続性心室性頻拍等の「致死的不整脈イベント」が捉えられている場合以外は不整脈原性失神の既往・痙攣発作・夜間苦悶様呼吸等症状の有症候性に属し，かつ若年性突然死の濃厚な家族歴を有している場合でも除細動器植込み，薬物療法ともにクラスIIb（諸報告データや見解より有用性，有効性が確立されていない）にとどまっており，同じIVFの一因とされるBrugada症候群と大きく異なる．またBrugada症候群では治療方針の一端を担っている致死的不整脈誘発試験を含めた電気生理学的検査は早期再分極の治療方針には含まれていない．これらは実臨床現場において再分極心電図を有する患者に遭遇した際，致死的不整脈イベントが捉えられない限り治療方針に難渋する可能性を意味する．ただし早期再分極とBrugada症候群との深い関連性を示した諸報告の結果をもとに潜在性Brugada症候群の可能性を考慮し，高位肋間挙上あるいは心筋活動電位Na^+チャネル遮断薬負荷下における右側胸部誘導記録にてタイプ1のST上昇の有無を確認する必要がある．

現段階での治療方針を要約すると以下の通りである．

①「致死的不整脈」イベントが捉えらえている場合は除細動器植込みの適応

②以下のa)，b)のいずれかに該当すれば除細動器植込みを検討する

a）失神発作・痙攣・夜間苦悶様呼吸症状がみられ，かつ突然死の家族歴を有する場合

b）無症候であるが高リスク心電図所見，かつ突然死の家族歴を有する場合

（ただし本2項目における除細動器の有用性は確立されておらず，今後の検証が必要であることを理解する）

除細動器植込みを検討するにあたり，適応の判断に難渋した場合は植込み型ループレコーダによるフォローアップも1つの選択肢になり得る．今後のさらなる症例の集積が待たれる．

文　献

1) Osborn JJ: Experimental hypothermia: respiratory and blood pH changes in relation to cardiac function. Am J Physiol 175: 389-398, 1953
2) Gussak I, et al.: Early repolarization syndrome: clinical characteristics and possible cellular and ionic mechanisms. J Electrocardiol 33: 299-309, 2000
3) 中川幹子，他：健常人に見られるJ波・早期再分極の特徴．心電図 32: 292-299, 2012
4) Antzelevitch C: The Brugada syndrome: ionic basis and arrhythmia mechanisms. J Cardiovasc Electrophysiol 12: 268-272, 2001
5) Takagi M, et al.: The prognostic value of early repolarization (J wave) and ST-segment morphology after J wave in Brugada syndrome: multicenter study in Japan. Heart Rhythm 10: 533-539, 2013
6) Rosso R, et al.: J-point elevation in survivors of primary ventricular fibrillation and matched control subjects: incidence and clinical significance. J Am Coll Cardiol 52: 1231-1238, 2008
7) Tikkanen JT, et al.: Early repolarization: electrocardiographic phenotypes associated with favorable long-term outcome. Circulation 123: 2666-2673, 2011
8) 日本循環器学会，他：遺伝性不整脈の診療に関するガイドライン（2017年改訂版）〔https://www.j-circ.or.jp/cms/wp-content/uploads/2017/12/JCS2017_aonuma_h.pdf〕

ワンポイントアドバイス

・QRS-ST接合部（J点）の上昇は「早期再分極」とよばれ，健常者の1～5%にみられる
・IVF既往を有する患者で早期再分極を有する心電図所見の報告がみられており，その関連性が注目されている
・治療介入の必要な「高リスク」を有する早期再分極心電図の特徴は以下の通りである
①0.2 mV以上のJ点上昇
②J波移行の水平/下行型ST変化がみられる
③①，②の所見が広範囲の誘導でみられる
（II/III/aVFの四肢下壁誘導，I/aVLの下側壁誘導，V_4～V_6の左側胸部誘導）
・治療方針としては除細動器植込みとなるが一次予防（イベント発症前に治療）で施行することはなく，二次予防目的での治療が主体となる（IVFをはじめとする「致死的不整脈」イベントが捉えられた場合）

（江里正弘）

16 頻拍発作に対してシベンゾリン内服後症状の悪化をきたした70代女性

症例

70代の女性．これまで器質的心疾患を指摘された既往なし．動悸症状を伴う頻拍発作があり，シベンゾリン100 mg内服したところ，動悸症状が悪化し，眼前暗黒感を自覚するようになった．この経過中のモニター心電図（図A）の経過を提示する．

17時50分

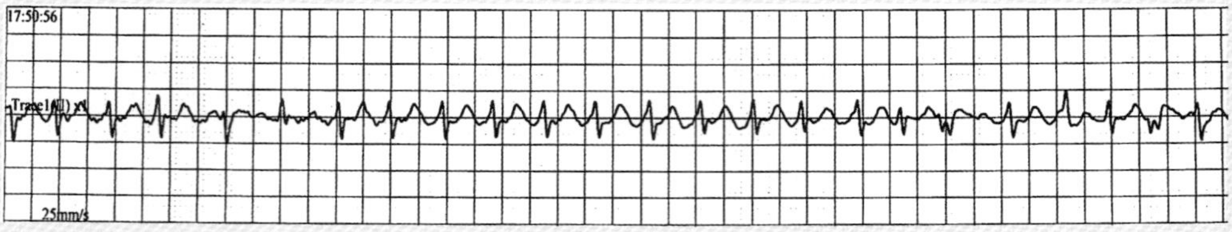

18時30分　シベンゾリン100mg内服

19時51分

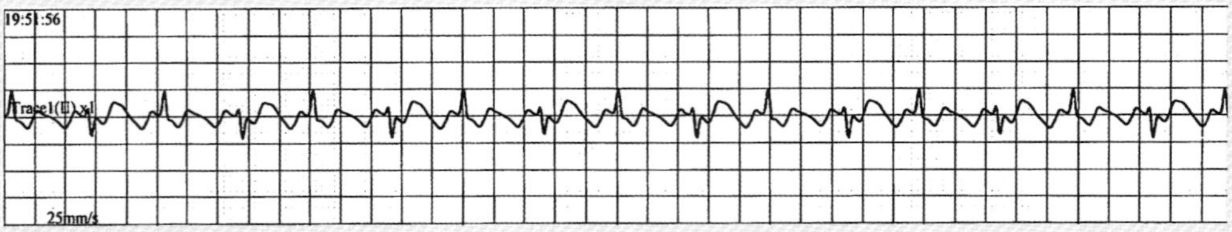

19時57分

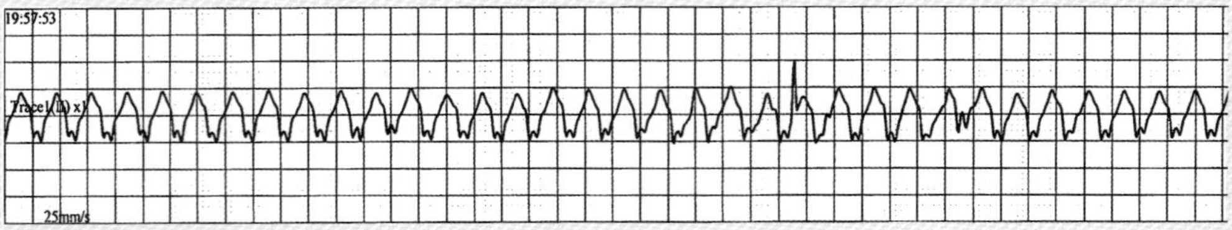

図A 動悸症状が悪化した患者のモニター心電図（経過）

Question 1

17時50分の心電図診断はどれか.

a. 心房細動　b. 発作性上室頻拍　c. 心房粗動

Question 2

19時57分の心電図診断はどれか.

a. 心室頻拍　b. 発作性上室頻拍　c. 心房粗動

Question 3

洞調律を維持するために，最も望ましい治療法はどれか.

a. ピルシカイニド定期内服　b. ベプリジル定期内服　c. カテーテルアブレーション

Answer

Q1.　a.　心房細動
Q2.　c.　心房粗動
Q3.　c.　カテーテルアブレーション

解説

Question 1

心電図のQRS幅は狭く，RR間隔は不整で，P波が確認されない．f波が比較的高く記録されているのに対してQRSの波高が小さく，やや紛らわしい心電図ではあるが，診断は心房細動となる．

Question 2

心電図はQRS幅が広く，RR間隔は規則正しい．wide QRS regular tachycardiaであり，通常であれば，心室頻拍を検討すべき心電図波形である．しかし，今回のような心房細動の患者にシベンゾリンを含めたI群抗不整脈薬を使用した場合には心房粗動を考慮する必要がある．

心房粗動のなかで最も頻度の高い通常型心房粗動は三尖弁輪を反時計方向に心房興奮が旋回するリエントリー性の上室頻拍であり，心房の心拍数がおおよそ300/分程度となる．図1に典型的な心房粗動の12誘導心電図を提示する．II，III，aVF誘導で典型的な鋸歯状波（F波）がみられ，この鋸歯状波の心拍数がおおよそ300/分程度となっているのがわかる．今回の症例でも，wide QRS regular tachycardiaが確認される6分前（19時51分）に典型的な鋸歯状波を伴ったnarrow QRS regular tachycardiaが確認され，心房粗動に移行していることが確認される（図A）．

図2では通常型心房粗動の不整脈回路を図示している．房室結節では，房室伝導後に不応期があ

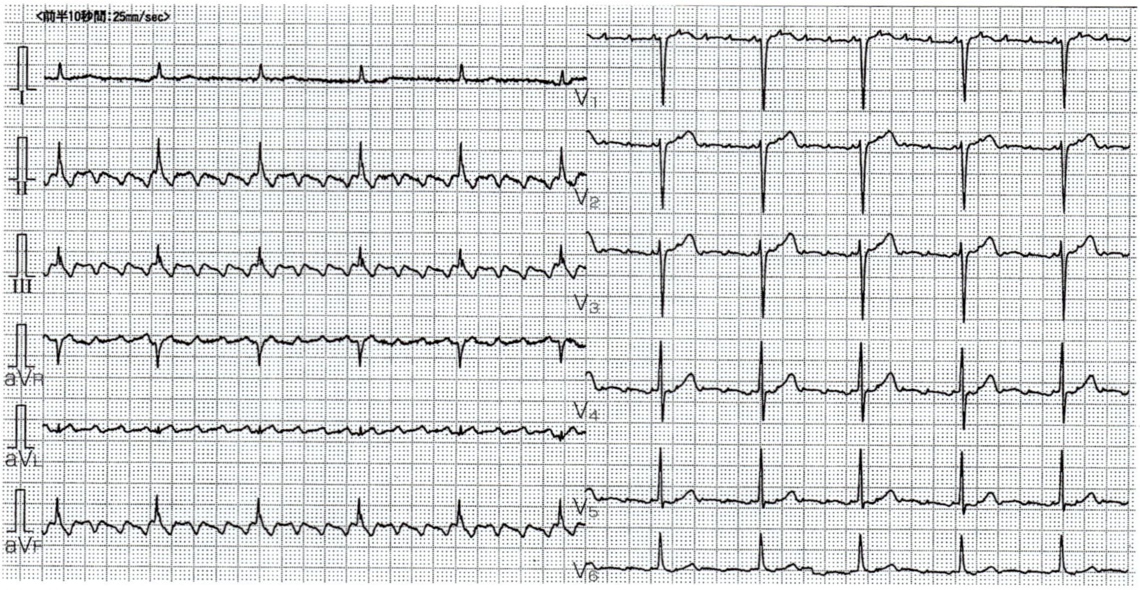

図1　通常型心房粗動の12誘導心電図（別の患者）

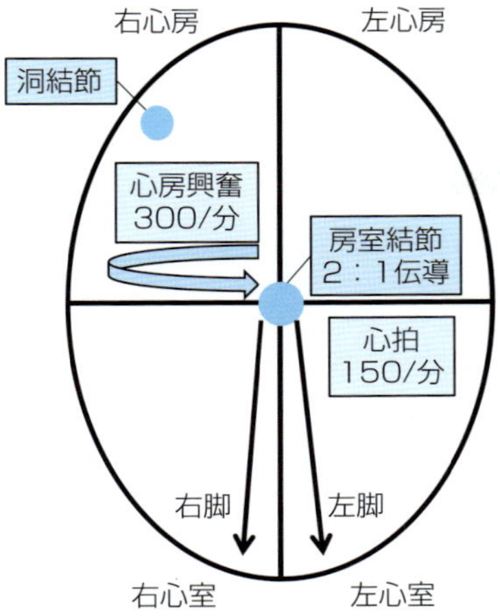

図2 通常型心房粗動

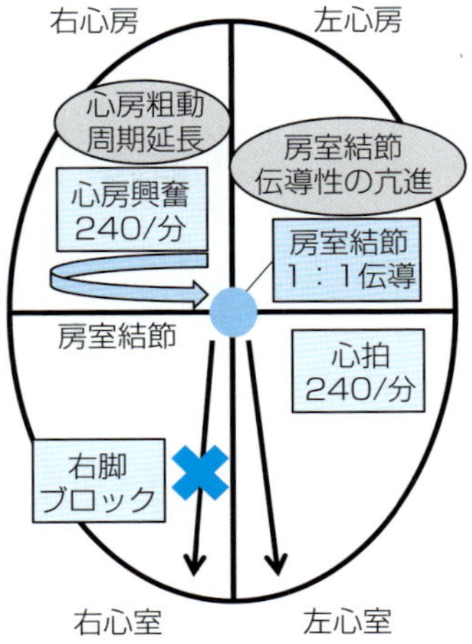

図3 通常型心房粗動：シベンゾリン投与後の変化

り，このタイミングで侵入してきた心房興奮は心室に伝導されず，房室ブロックとなる．このメカニズムがあるため，心房に極端な頻拍が出現したとしても，心室にすべては伝導されず，結果的に心室が頻拍から守られる．通常型心房粗動を例に説明すると，心房粗動の際には心房興奮が300/分となる．この興奮が1：1で心室に伝導し，心拍数が300/分となれば心停止に至る可能性もある．しかし，実際には房室結節でブロックが生じ，心拍数は2：1伝導では150/分程度に，4：1伝導では75/分程度に抑制され，心室が極端な頻拍になることを防いでいる．

図3ではシベンゾリン内服の影響を図示する．シベンゾリンを含めたI群の抗不整脈薬は心房細動の停止効果が比較的高い．しかし，心房細動が停止した際に洞調律に復帰するのではなく，心房粗動に移行することは，しばしば経験される．シベンゾリン内服を行っている状況では，心房の伝導に時間を要するようになる．そのため，心房興奮が三尖弁輪を旋回するのに要する時間が通常より延長し，心房粗動中の心房の心拍数が低下する．今回の症例では心房の興奮が240/分程度と通常の心房粗動と比較して遅くなっている．さらに，シベンゾリンには抗コリン作用があり，房室結節の伝導性を亢進させる．今回の症例では，心房興奮が240/分と低下しているところに房室結節の伝導性が亢進しているため，房室結節の伝導が1：1となり，心拍数が240/分と極端な頻拍となる．さらに，心室筋の興奮があまりに周期の短い頻拍となったため，刺激伝導系の伝導ブロックが生じ，wide QRSとなっている．モニター心電図を確認すると，19時51分の鋸歯状波の周期と19時57分のwide QRS regular tachycardiaの周期とがほぼ一致しており，今回の頻拍のメカニズムは，心房粗動が心室に1：1伝導したものであると判断できる(図4)．心機能が正常であれば，上室頻拍で血行動態が破綻することは，通常はない．しかし，このような心拍240/分の上室頻拍では，血行動態の破綻や心室細動等の致死性不整脈を誘発などの危険性があり，緊急で対応が必要である．このような状況に対しては，プロプラノロールやランジオロールといった静注のβ遮断薬，ないしはベラパミルやジルチアゼムといった静注のカルシウム(Ca)拮抗薬にて心拍数を低下させることが有効ではあるが，上記の通り血行動態が破綻や致死性不整脈の出現に備えて，必要に応じて電気的カルディオバージョンを直ちに行えるように準備することが必要となる．

では，このような結果はどのようにすれば避けることができたのであろうか？　今回の症例のように，心房粗動がI群の抗不整脈薬の使用下でのみ出現する症例をしばしば経験する．I群の抗不

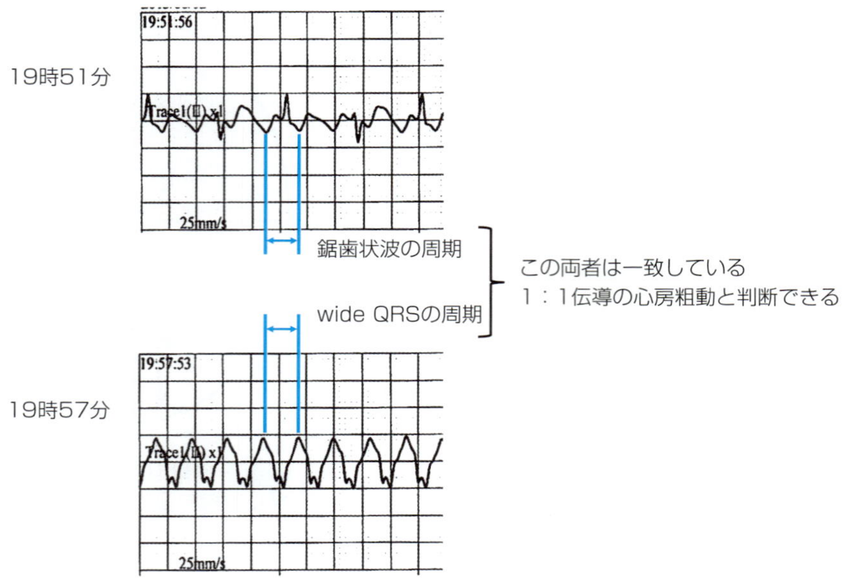

図4　鋸歯状波とwide QRSの周期

整脈薬を使用している状況では，上記の通り心房の伝導時間が長くなる．そのため，通常であれば心房の不応期にあたり，三尖弁輪を周回興奮することができないケースであっても，I群の抗不整脈薬の使用下では，三尖弁輪の周回興奮により時間を要するようになり，心房筋が不応期を脱し，リエントリーが成立し，心房粗動が誘発される結果となる．I群の抗不整脈薬を用いるのであれば，このような催不整脈作用による心房粗動の出現の可能性を念頭におく必要がある．心房粗動が出現した際に房室伝導が1：1伝導となることを防ぐために，β遮断薬やベラパミル・ジルチアゼムと行ったCa拮抗薬を併用して用いることが有効である．また，今回の症例では内服後1時間半程度で1：1伝導の心房粗動に至っている．安全性を担保するためには，はじめてI群の抗不整脈薬を用いる症例では，投与後2時間程度モニター心電図にて問題となる不整脈の出現がないことを確認することが望ましい．

Question 3

このようにI群の抗不整脈薬を用いて心房粗動が出現することが確認された症例では，I群の抗不整脈薬の使用は避ける必要がある．ピルシカイニドには抗コリン作用がなく，房室結節の伝導性を亢進させることがない．そのため，房室結節1：1伝導をきたす可能性は高くないものの，心房粗動は症状が非常に強く，リズムコントロールもしばしば困難であり，心房粗動の発症は極力避けることが望ましい．ベプリジル内服であれば，このような心房粗動を誘発する作用は通常はみられないものの，保険適用があるのは持続性心房細動であり，今回のような発作性心房細動に対して使用することは保険適用外使用となる．今回の症例のような心房粗動を合併した発作性心房細動では，薬剤による洞調律維持を目指すことは断念し，カテーテルアブレーションを行うことが望ましい．

発作性心房細動に対するカテーテルアブレーションは近年急速に広がっている治療法である．発作性心房細動の不整脈起源は肺静脈にあり，肺静脈を電気的に左房から隔離することで，心房細動の抑制を行うことが可能となり，90％程度の洞調律維持効果がある[1)]．さらに，心房粗動に対するカテーテルアブレーションもあわせて行うことで，心房細動・心房粗動の両方を抑制することが可能となる．今回の症例のような心房粗動を合併した発作性心房細動の症例は，薬剤による不整脈の抑制がしばしば困難となるため，カテーテルアブレーション目的で速やかに専門医へ紹介することが最も適切な対応となる.

発作性心房細動の治療にI群の抗不整脈薬は本当に必要なのか？

I群の抗不整脈薬は広く用いられているものの，副作用が生じた場合には致死的になることもあり，使用にあたっては注意が必要である．注意すべきポイントは，①心機能が正常であること，②腎機能障害の程度に応じた減量を行うこと，③洞不全症候群の合併がないこと，④心房粗動の既往がないこと，があげられる.

①心機能が正常であること

心機能に異常がある症例ではI群の抗不整脈薬の使用は避けるべきである．陳旧性心筋梗塞等の器質的心疾患のある症例でI群の抗不整脈薬を使用した場合には，催不整脈作用による心室頻拍の出現，弱心作用による心不全の悪化などの懸念がある．I群の抗不整脈薬の使用の前に心エコー検査にて心機能に異常がないことを確認することが最も望ましい．胸部X線写真にて心拡大や肺うっ血の有無を確認し，心機能低下がないことを確認することも可能ではあるが，心不全が代償されている状況などでは心機能の低下が確認しにくいケースもあり，完全な代用とはならない．心エコー検査での確認ができないケースでは，I群の抗不整脈薬使用は避けるほうが安全である.

②腎機能障害の程度に応じた減量を行うこと

I群の抗不整脈薬の大半は腎排泄の薬剤である．そのため，腎機能低下をきたしている症例では，腎機能低下の程度に従い減量が必要である．しかし，高齢者などでは，脱水などにより容易に腎機能は悪化する．このような状況でI群の抗不整脈薬が使用されていると，血中濃度が上昇し，過量に至ることがある．腎機能障害に伴うI群の抗不整脈薬の過量はしばしば致命的となる．血液検査のクレアチニンが正常であったとしても，高齢者で腎機能障害の存在が疑われるケースにおいてはI群の抗不整脈薬の使用は避けたほうが安全である.

③洞不全症候群の合併がないこと
④心房粗動の既往がないこと

I群の抗不整脈使用に伴う心房粗動の問題点に関してはこれまで議論してきた．さらに，注意が必要な問題点が洞不全症候群の合併の有無である．洞不全症候群は比較的頻繁にみられる不整脈であり，発作性心房細動と合併し，頻脈徐脈症候群をきたすことがある．頻脈徐脈症候群は，心房細動出現時には頻拍になり，心房細動停止時には洞停止となり，5～8 sec程度の心停止をきたす心房細動の頻拍と洞不全症候群の徐脈とが同時に問題となる病態である．I群の抗不整脈薬の使用はしばしば洞不全症候群を悪化させる．さらに，心房粗動の出現時に頻拍になることを予防するためにβ遮断薬やCa拮抗薬の内服を併用した場合には，洞不全症候群はさらに悪化する．もちろん，この状況に心房粗動も合併し得る．洞不全症候群の症例であったとしても，房室結節の伝導性はしばしば正常であり，I群の抗不整脈薬をβ遮断薬やCa拮抗薬を併用せずに用いた場合に1：1伝導の心房粗動に移行することも十分にあり得る．洞不全症候群を合併した心房細動は薬剤によるコントロールは困難であり，ペースメーカ植込みによる徐脈の抑制ないしはカテーテルアブレーションによる頻拍の抑制を行う必要があり，極力早期に専門医へ紹介することが必要となる.

さて，ここまで注意点を確認したうえで，安全にI群の抗不整脈薬を用いることができる症例はそれほど多くはないということに気づいた読者も多いのではないだろうか？　心房細動は高齢者に多い不整脈であるが，高齢者に対してI群の抗不整脈薬を用いることは危険性も多い．さらに，多忙な臨床の現場において，上記のようなI群の抗不整脈薬を用いて2時間モニター心電図で監視するというのは現実的には難しいのではないだろうか？

以下は私見となるが，I群の抗不整脈薬は原則使用しない方針とすることを提案させていただきたい.

筆者はI群の抗不整脈薬はほとんど使用しない．強い症状を有する発作性心房細動患者を前にして，洞調律に復帰させて，患者をつらい症状から早く解放させたいと願うのは，医師として当然である．しかし，発作性心房細動という病態の定義から，目の前の心房細動の発作は特に抗不整脈薬等を用いなくても，いつかは停止し，洞調律に復帰する．さらに，洞調律に復帰したとしても，いつかは必ず心房細動の発作が再燃する．このような発作と停止を繰り返す発作性心房細動の病態を考えると，目の前の心房細動を停止させたとしても，長期的には治療としての意義はほとんどない．カテーテルアブレーションを行い，不整脈の出現を根本的に抑制する治療戦略をできるだけ早期にとることが，患者のQOLを改善させる最も有効性が高く，I群の抗不整脈薬に伴う副作用の問題がないという意味で安全性の高い治療となる．

日本循環器学会のガイドラインでも，症候性再発性心房細動に対する第一選択治療としてのカテーテルアブレーションの推奨クラスはクライオアブレーションでClass I[2]，高周波アブレーションでClass IIa[3]と比較的高く，薬剤抵抗性の心房細動であることを確認せずに心房細動アブレーションの適応とすることも可能となっている．そう考えると，薬物療法の意義は，カテーテルアブレーションまで待機期間中に繰り返し出現する心房細動の発作の症状の緩和にあり，リズムコントロールだけで十分である．洞調律に復帰せず，心房細動が持続するようになってしまったら問題ではないかと考える読者もいるかもしれない．しかし，持続性心房細動に移行しても，持続期間が1年未満であればカテーテルアブレーションによる洞調律維持効果は高い[1]．早期にカテーテルアブレーションを行うという治療戦略をとっていれば，短期間心房細動が持続したとしても，治療結果に大きな影響はない．

筆者が発作性心房細動の患者に遭遇した際に行うのは，洞不全症候群を疑う症状がないことを確認したうえで，ビソプロロール内服によりリズムコントロールを行い，新規抗凝固薬を開始したうえで，不整脈専門外来を受診の予定をとるだけである．対応としては非常にシンプルであり，専門医以外の先生にもおすすめできる対応法だと考える．今後の臨床の現場において，発作性心房細動患者に対する初期治療の対応を再検討いただけると幸いである．

文　献

1) Okamatsu H, et al.: Ablation index-guided high-power radiofrequency application shortens the procedure time with similar outcomes to conventional power application in atrial fibrillation ablation. Circ Rep 3:559-568, 2021
2) 日本循環器学会，他：2024年JCS/JHRS ガイドライン フォーカスアップデート版 不整脈治療〔https://www.j-circ.or.jp/cms/wp-content/uploads/2024/03/JCS2024_Iwasaki.pdf〕
3) 日本循環器学会，他：不整脈非薬物治療ガイドライン（2018年改訂版）〔https://www.j-circ.or.jp/cms/wp-content/uploads/2018/07/JCS2018_kurita_nogami.pdf〕

ワンポイントアドバイス

症状の強い発作性心房細動への対応

①リズムコントロール

②抗凝固療法

③カテーテルアブレーションが可能な専門医を紹介

④I群薬使用時は副作用出現に注意する

（岡松秀治）

17 胸部不快感を主訴に受診した75歳男性

症例

75歳の男性．既往歴に胆嚢摘出術．安静時や労作時に胸焼けや胸部モヤモヤ感が出現するため循環器内科外来を受診した．身体所見に異常を認めなかった．トレッドミル運動負荷試験における運動前心電図（図A）と運動中心電図（図B）である．Bruce法で運動開始後ステージ2の1分後に，胸部症状が出現した．心電図変化も認められた．直ちに，運動負荷を中止し，ニトログリセリン錠を舌下投与した．その後速やかに，胸部症状は消失した．これらより，狭心症と診断された．胸部症状が出現する閾値は低く，冠動脈有意狭窄の存在が疑われた．本症例で認められた心電図所見から，注意点や治療法を考えたい．

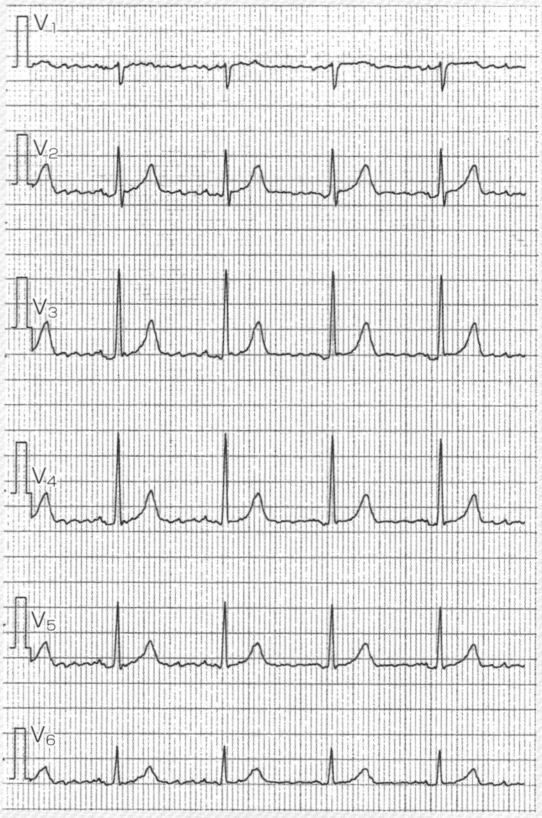

図A トレッドミル運動負荷前心電図

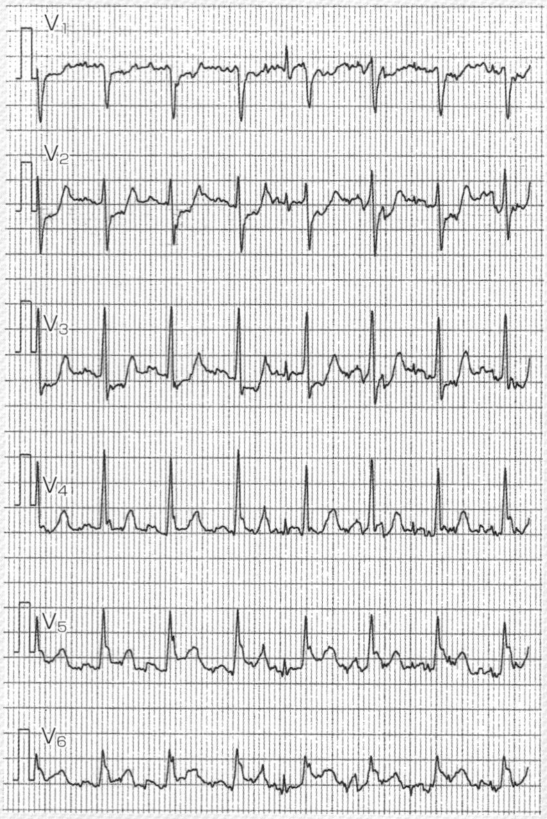

図B 運動負荷中心電図

Question 1

胸部不快感が出現した運動中の心電図で認められる所見はどれか.

a. ST低下　b. ST上昇　c. ST低下とST上昇

Question 2

運動中の心電図でST変化以外の所見を認めるか.

a. 認める　b. 認めない

Question 3

心筋虚血に伴う早期再分極は心室不整脈発生に関係するか.

a. 関係しない　b. 関係する

Answer

Q1.　c.　ST低下とST上昇
Q2.　a.　認める
Q3.　b.　関係する

解説

運動負荷試験は，虚血性心疾患の診断に有用である．この試験では，心筋虚血時に起こるST変化の判定が重要である．ST変化に加えて，早期再分極が現れることがある．早期再分極は，心電図上QRS波の終末に認められ，見逃されやすい所見である．安静時心電図に認められる早期再分極の大部分は臨床的意義を認めない．しかし，心筋虚血時に起こる早期再分極は，心室細動などの致死性不整脈の発生に関係することがあり，重要な所見となる場合があり，注意が必要である．

1．胸痛患者

胸痛や胸部不快感を主訴に来院する患者は多い．そのなかに，狭心症が含まれていることがあり慎重な診療が必要である．狭心症の典型的症状は，18世紀にWilliam Heberdenによって，"sense of strangling and anxiety"と表現された．しかし，典型的な狭心症の症状を呈する患者が来院する場合ばかりではない．本症例では，「胸焼け，モヤモヤした感じ」という非典型的な胸部症状を訴えていた．このような非典型的な胸部症状は，高齢者に認められることが多い．虚血性心疾患の診断では，トレッドミル運動負荷試験が有用である．

2．運動負荷試験

運動負荷試験では，運動により心拍数と収縮期血圧が増加する結果として，心筋酸素需要が増え，それに見合うだけの酸素供給が心筋に行われているかを調べている．本試験では心電図上ST変化が重要である．ST低下は心内膜下虚血を，ST上昇は貫壁性虚血を示している．本症例では，トレッドミル運動負荷試験で，運動中にV_1～V_3誘導でST低下を，V_5，V_6誘導でST上昇を認めた（図B）．運動中，問診で得られた症状と同様な胸部症状も出現した．運動を中止後に，ニトログリセリン錠を舌下投与し，胸部症状とST変化の消失を認めた．これらの所見より，運動負荷により重度の心筋虚血が起こったと考えられた．既報では，トレッドミル運動負荷試験を施行した3,515例中104例（3.0%）に運動負荷中ST上昇（1 mm以上）が記されている[1]．本症例ではST上昇に加えて，V_4～V_6誘導においてQRS波終末にノッチ状の棘波を認め，心筋虚血に伴う早期再分極と考えられた．ST変化の消失後，この早期再分極も消失した．トレッドミル運動負荷試験と同日に，緊急冠動脈造影検査を行った．その結果，回旋枝に有意狭窄を認めた（図1）．同部に経皮的冠動脈形成術（薬剤溶出性ステント留置術）を行った．本治療後には，胸部症状は出現しなくなった．これは，器質的冠動脈狭窄が解除された結果と考えられるが，運動負荷試験において冠動脈攣縮が誘発された報告もあり[2]，本症例においても，冠動脈器質的狭窄に加えて冠攣縮が運動中に起こったことは否定できないと考えられた．

3．早期再分極

早期再分極は，心電図上のQRS波終末にみられるノッチ状またはスラー状の波形として認められる．早期再分極の電位は，基線から1～数mmのことが多い．この小さな波形は，特発性心室細動患者において早期再分極の有病率が高いという報告により，早期再分極の存在意義に注目が集まった[3]．さらに，一般住民においても，早期再分極例では不整脈死を起こしやすいことが示された[4]．しかし一方で，無症状の外来受診患者では，早期再分極と心臓血管死には有意な関連を認めなかったと報告された[5]．したがって，これらの報告から早期再分極の有無だけで治療法が決められるべきではないことが示唆される．健常人においては，早期再分極が数％と高い頻度で出現するため[6]，健康診断などで記録された心電図に認められる早期再分極に対しては，自覚症状，既往歴・家族歴，その他の臨床データを十分に参考にして，検査方針や治療方針を判断すべきである．

4. 心筋虚血と早期再分極

心筋虚血が起こったときに出現する早期再分極がある〔虚血性J波（ischemic J wave）とよばれることもある〕．既報では，冠動脈攣縮性狭心症の胸痛出現時やST上昇型急性心筋梗塞に出現した早期再分極がある[7]．この虚血に関係した早期再分極は，心室頻拍/心室細動などのような生命を脅かす重篤な不整脈の発生に関係する場合がある．冠攣縮性狭心症においては，ベースラインの心電図で早期再分極を認める症例で，冠攣縮誘発試験時に早期再分極が悪化する場合に心室不整脈を起こしやすいことが報告されている[8]．まだ早期再分極と心室細動の関係が注目されていない時代に，冠攣縮に伴って心室不整脈が発生した論文を振り返ると，心室不整脈の発生前に早期再分極と考えられる波形が記録されたものがあり，興味深い[9]（図2）．急性心筋梗塞患者を対象とした報告では，心筋梗塞発症前の心電図で認められた早期再分極が，心筋梗塞発症後48時間以内に発生した心室細動と関連を認めた[10]．さらに，急性心筋梗塞発症10日以内に認められた早期再分極は，心筋梗塞後の心室細動発生と関連していた[11]．

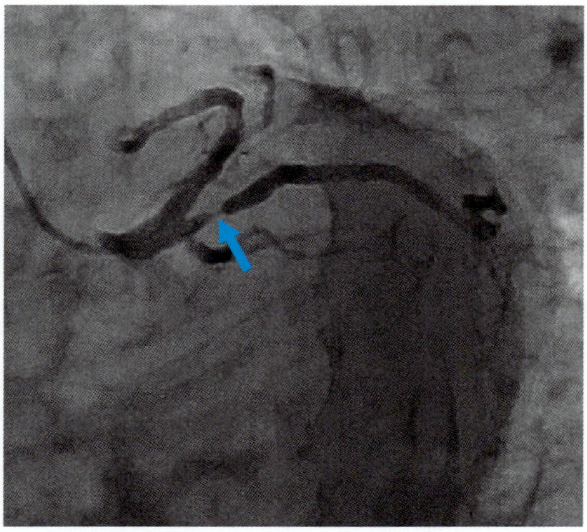

図1 冠動脈造影（Left anterior oblique 45°，Caudal 30°）
回旋枝に高度な狭窄を認める（矢印）．

本症例では，トレッドミル運動負荷試験中に胸部不快感，ST低下と上昇が出現後直ちにニトログリセリンを舌下し，心筋虚血を解除できたことが，心室不整脈発生を防ぐことができたと考えられた．運動負荷心電図の虚血性所見から，重症冠動脈病変が疑われたため，トレッドミル運動負荷試験施行と同日に，緊急心臓カテーテル検査を行った．

5. 早期再分極の機序

早期再分極の発生機序は十分には明確になっていない．これまで提唱された機序は，①心室再分極の異常，②心室内伝導遅延である．前者は，心外膜下心筋の活動電位の持続時間と心内膜下心筋のそれとの違いで説明されている．心外膜下筋層では，一過性外向き電流（transient outward current：I_{to}）により活動電位持続時間が短縮している

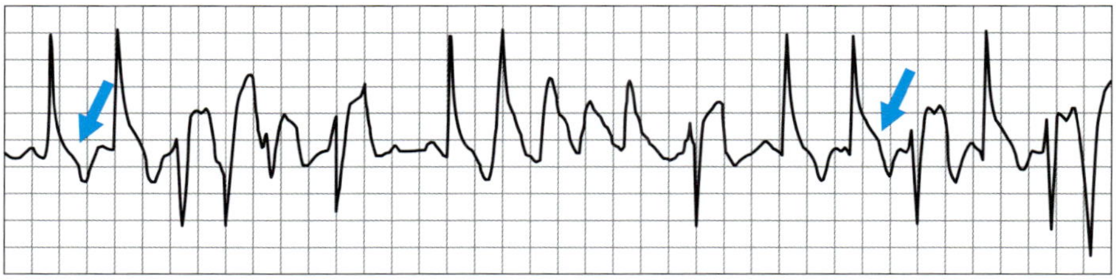

図2 冠攣縮発生時の早期再分極（矢印）を伴った心室不整脈のパターン例

ため，心筋層内で，心内膜側から心外膜側へ電位勾配が発生するため，体表面心電図においてこの電位が早期再分極として現れる[12)]．また，心外膜側の活動電位持続時間の短縮は，心室において不均一に分布する場合に(heterogeneity)，空間的な電位差により興奮伝播が起こり，リエントリーへと発展することがある．このように，心室不整脈(心室細動)の発生につながる[13)]．後者は，心室内に興奮伝播が遅い部位が存在すると(心筋梗塞や線維化など)，興奮伝播が遅延した部位の活動電位がQRS波の終末に早期再分極となって現れる[14)]．心室内伝導遅延は，リエントリー回路を形成することがあり，心室細動などを起こすことがある．心筋虚血が発生したときには，虚血心筋においてI_{to}が活性化されるため，心室内に再分極異常が惹起される．さらに，心筋虚血が起こった場合には，ナトリウム内向き電流が低下するため，心室内伝導遅延が惹起される．心筋虚血発生時には，心室再分極と興奮伝導遅延の両者が同時に起こる可能性があり，心室不整脈が起こりやすくなると考えられる．

6. 虚血性早期再分極の治療

心筋虚血に伴う早期再分極は，危険な心室不整脈の発生に関係していることから，まず心筋虚血の治療を行うことが重要である．本症例では，運動負荷試験中の胸部症状発生時にニトログリセリン舌下投与で心筋虚血の治療を行った．重症冠動脈狭窄を示唆するST変化に加えて，早期再分極が認められた．したがって，運動負荷試験と同日に冠動脈造影検査を行い，回旋枝に有意狭窄を認めた．同部位に，薬剤溶出性ステントの留置を行った．その後，早期再分極を認めることはなく，胸部症状も認めなくなった．冠攣縮を起こす症例では，Ca拮抗薬などでその治療を行う必要がある．

文　献

1) 白枝　修，他：運動負荷におけるST上昇の臨床的意義．心電図3:361-368，1983
2) Yasue H, et al.:Circadian variation of exercise capacity in patients with Prinzmetal's variant angina:role of exercise-induced coronary arterial spasm. Circulation 59:938-948, 1979
3) Haïssaguerre M, et al.:Sudden cardiac arrest associated with early repolarization. N Engl J Med 358:2016-2023, 2008
4) Tikkanen JT, et al.:Long-term outcome associated with early repolarization on electrocardiography. N Engl J Med 361:2529-2537, 2009
5) Uberoi A, et al.:Early repolarization in an ambulatory clinical population. Circulation 124:2208-2214, 2011
6) Gussak I, et al.:Early repolarization syndrome:clinical characteristics and possible cellular and ionic mechanisms. J Electrocardiol 33:299-309, 2000
7) Jastrzebski M, et al.:Ischemic J wave:novel risk marker for ventricular fibrillation? Heart Rhythm 6:829-835, 2009
8) Sato A, et al.:Analysis of J waves during myocardial ischaemia. Europace 14:715-723, 2012
9) Myerburg RJ, et al.:Life-threatening ventricular arrhythmias in patients with silent myocardial ischemia due to coronary-artery spasm. N Engl J Med 326:1451-1455, 1992
10) Naruse Y, et al.:Early repolarization is an independent predictor of occurrences of ventricular fibrillation in the very early phase of acute myocardial infarction. Circ Arrhythm Electrophysiol 5:506-513, 2012
11) Naruse Y, et al.:Early repolarization increases the occurrence of sustained ventricular tachyarrhythmias and sudden death in the chronic phase of an acute myocardial infarction. Circ Arrhythm Electrophysiol 7:626-632, 2014
12) Yan GX, et al.:Cellular basis for the Brugada syndrome and other mechanisms of arrhythmogenesis associated with ST-segment elevation. Circulation 100:1660-1666, 1999
13) Lukas A, et al.:Phase 2 reentry as a mechanism of initiation of circus movement reentry in canine epicardium exposed to simulated ischemia. Cardiovasc Res 32:593-603, 1996
14) Nakayama M, et al.:Conduction delay-induced J-wave augmentation in patients with coronary heart disease. Am J Cardiol 123:1262-1266, 2019

ワンポイントアドバイス

- 心室筋に虚血が起こっているかは，心電図のST部位で判定する．ST部位が基線より上方または下方に変位していないかに注目する．
- 虚血に陥った心筋の特徴は，静止膜電位が浅くなり，刺激伝導速度が低下し，活動電位持続時間の短縮が起こる．虚血心筋では，ナトリウム電流の低下が起こり，続いて一過性外向き電流の低下が起こる．これらの現象は，心電図上でJ波として現れることがある．
- J波は電位勾配を意味しており，上記の虚血心筋の特徴とあわせて，心室不整脈の発生につながることがある．したがって，ST変化が起こった場合には，J波の有無に注意し，J波を認める場合には心室不整脈への対応を考慮する必要がある．

（林　秀樹）

18 繰り返す失神を主訴に受診した35歳男性

症例

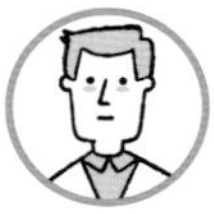

35歳の男性．既往にぶどう膜炎の加療歴あり．1か月前より，誘因なく眼前暗黒感の自覚および20〜30 sec程度の失神を繰り返すようになったため（1か月で合計4回），独歩で受診した．脳神経外科を受診し，頭部MRIでは器質的異常を認めず，内科へ紹介となった．

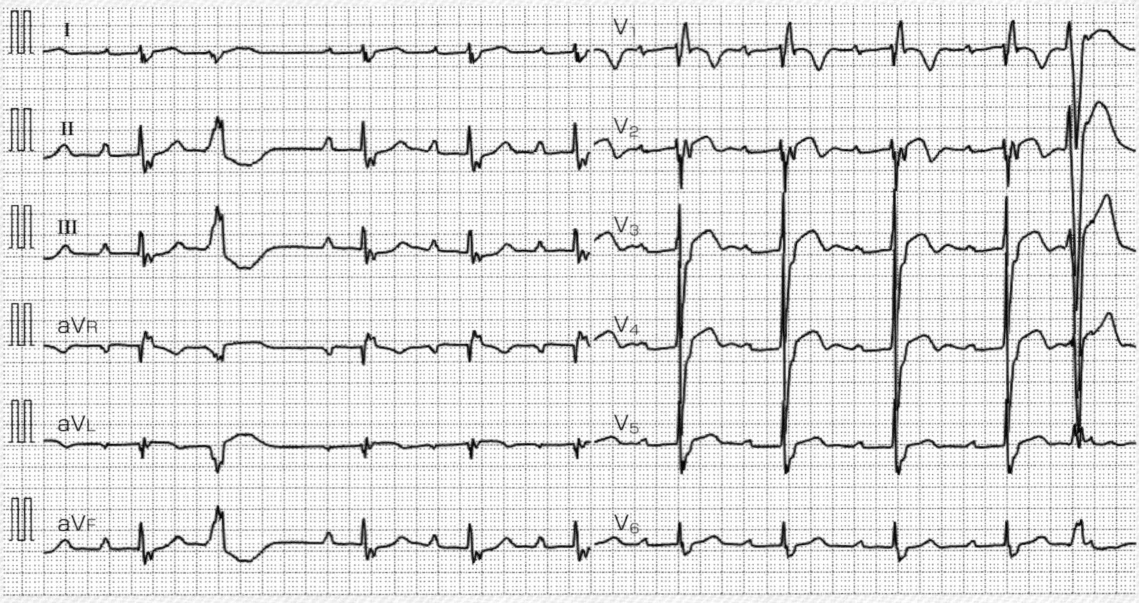

図A

- 心拍57/分．洞調律，1度房室ブロック，完全右脚ブロック，心室期外収縮を認める．
- 胸部X線は心胸郭比49.5%と正常上限，肋骨横隔膜角は鋭，肺野に明らかな異常陰影を認めない．
- 心エコー検査：左室駆出率は54%，前壁中隔〜前壁の基部が無収縮を呈しており，一部に瘤状の変化を認める．心不全の所見は認めない．
- 24時間Holter心電図：一過性の2：1房室ブロックを認めたが，無症候性であった．

Question 1

最も疑わしい病態はどれか.

a. 神経調節性失神　b. Adams-Stokes症候群　c. てんかん

Question 2

本症例における繰り返す失神の原因を特定するために，有用性の高い方法はどれか.

a. Schellongテスト（起立時血圧測定）　b. head-up tilt試験　c. 入院下で心電図モニター

Question 3

入院のうえ，冠動脈造影を行ったが，冠動脈に有意狭窄を認めなかった．胸部CTでは，両側肺門リンパ節腫脹に加え，両肺に多数の粒状影やすりガラス影を認めた．本症例に次に行う検査として，有用性が高いと思われるものはどれか.

a. ガリウムシンチグラム　b. 脳血流シンチグラム　c. ^{99m}Tcピロリン酸シンチグラム

Answer

Q1. b. Adams-Stokes症候群
Q2. c. 入院下で心電図モニター
Q3. a. ガリウムシンチグラム

解説

失神を主訴に受診した患者では心電図異常の有無は重要である．本症例の初診時の12誘導心電図では，PR間隔が非常に長い1度房室ブロックと完全右脚ブロックを呈しており，伝導障害の存在が示唆される．失神の原因として神経調節性失神やてんかんを除外することは一般的に重要であるが，本症例では心エコー検査で壁運動異常を認め，心室期外収縮も認めることから，失神の原因としては房室伝導障害による徐脈性不整脈もしくは心室頻拍などの頻脈性不整脈によるAdams-Stokes症候群は疑う必要がある．24時間Holter心電図でも2：1房室ブロックを認めているが，無症状であり失神の原因としては決定打に欠けることから，さらなる長時間モニターを検討したい症例である．外来診療においては，近年では様々な非侵襲的モニタリング方法が選択可能であり，7〜14日間のHolter心電図や各種イベントレコーダーなどが利用できる．失神発作の頻度が低い症例では，長期間の観察目的での植込み型心電計が有用である．症例によっては入院でのモニター監視を検討したほうがよい場合もあり，それぞれ発作の頻度や重症度に応じて使い分けることが重要である．**表**に，代表的な各種長時間心電図記録方法の特徴を示す．本例は若年にもかかわらず伝導障害の存在が疑われ，心エコー検査でも壁運動異常を認めることから，サルコイドーシスなど，加齢に伴う特発性以外の要素を考えておく必要があり，ガリウムシンチグラムは診断の一助となり得る．なお，^{99m}Tcピロリン酸シンチグラムは心アミロイドーシスの診断目的で行われる．

1. 本症例の経過

本症例は若年にもかかわらず心エコー検査で器質的異常を認め，失神を繰り返していることから，早めの入院とし，モニター監視下で原因精査を行う方針とした．ぶどう膜炎の既往があることから，サルコイドーシスも念頭において精査を行った．冠動脈造影では狭窄病変を認めず，心筋生検を行った．ガリウムシンチグラムでは，肺野に集積を認めたが，心筋への集積ははっきりしなかった．入院6日目の心電図モニターで倦怠感や気分不良を伴う発作性高度房室ブロックが補足されたため（**図1**），失神の原因は房室ブロックによるものと考え，恒久的ペースメーカ植込みを施行した．心筋生検の組織からは類上皮細胞性肉芽腫を認め，全身性サルコイドーシスの診断に至った．^{18}F-2-デオキシフルオロ-D-1グルコースPET（FDG-PET）では心・肺・肝臓等に集積を認め，心臓遅延造影MRIでも心室中隔を含めて多数の病変を認めており，副腎皮質ステロイドの導入を行った．

2. 原因と対応の考察

本症例では，初診時の心電図から失神の原因としてAdams-Stokes症候群が疑われたが，入院後の精査でサルコイドーシスの診断に近づくなかで，房室ブロックなどの徐脈性か，心室頻拍などの頻脈性か，しばらくは確証が得られなかったが，モニター心電図で症状を伴う高度房室ブロックが補足されたため，生理的ペーシングを行いたい目的もあり，通常のペースメーカ植込みを選択した．心室頻拍が補足される場合には，植込み型除細動器（implantable cardioverter defibrillator：ICD）植込みを選択することが望ましい．

表 各種長時間心電図記録方法の特徴

	24〜72時間 Holter心電図	7〜14日間 Holter心電図	イベントレコーダー		植込み型心電計（ループレコーダー）
			携帯型	長時間，電極装着型	
記録時間	24〜72時間（連続記録）	7〜14日間（連続記録）	適宜（イベント記録）	2〜4週間程度（イベント記録）	3〜5年程度（イベント記録）
検出能力	△〜○	△〜○	△〜○	○	◎
波形の精度	◎	△〜○	△〜○	○	○
侵襲度	◎	◎	◎	◎	△
特徴	・装着中入浴不可の機種が多い ・記録中の全心電図記録を観察可 ・12誘導の記録も可能	・装着中入浴可能 ・記録中の全心電図記録を観察可 ・心電図のノイズ混入が多い場合は波形の精度が落ちる	・患者主体の記録 ・心電図のノイズ混入が多い場合は波形の精度が落ちる，体表面に電極装着ができる機種では精度が安定しやすい	・入浴時などに患者自身で電極の脱着を行うことが必要 ・患者主体の記録およびオートトリガー記録が可能	・入浴可能 ・患者主体の記録およびオートトリガー記録が可能 ・外来での植込みも可能，施設によっては1泊程度入院

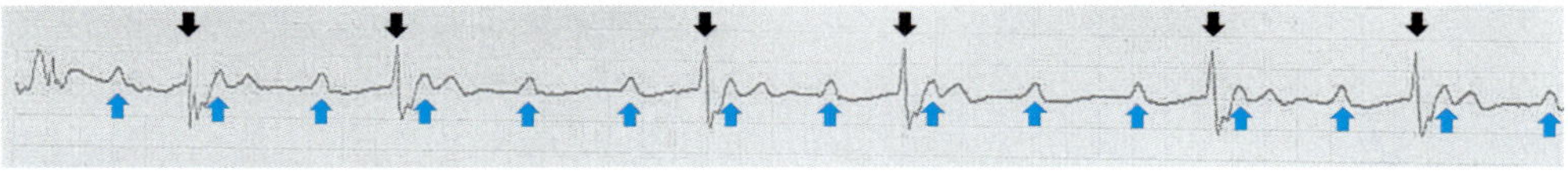

図1 発作性高度房室ブロック

2：1〜3：1房室伝導を呈している．青矢印はP波を，黒矢印はQRS波を指している．

3. サルコイドーシスと心疾患

サルコイドーシスの死因の約半数は心疾患が原因であり，心疾患の早期発見・早期治療が重要である．心疾患としては房室ブロックなどの伝導障害および心室性不整脈といった不整脈，壁運動異常，心不全が含まれる．房室ブロックについては，早期のステロイド導入により改善する例も認める．本症例も，ペースメーカ植込み後，しばらくはペーシング依存状態であったが，ステロイド導入後1か月ほどして伝導能が改善し，ペーシング不要となった（図2）．しかし後に伝導障害が再燃する例もあるため，ペースメーカ植込みを行わずステロイド投薬のみで経過をみることは慎重に検討を要する．重篤な心室性不整脈を伴う症例においては，突然死の原因となり得ることや，房室ブロックと比較すると心室性不整脈そのものに対するステロイドの有効性は限定的と報告されており[1]，抗不整脈薬などの薬物治療に加えてICDや，心機能が高度に低下している症例では両室ペーシング機能付き植込み型除細動器（cardiac resynchronization therapy with defibrillation：CRT-D）を検討すべきである．心室性不整脈のストーム状態になった場合にはカテーテルアブレーションなども考慮する．

4. サルコイドーシスの治療効果判定

副腎皮質ステロイドは本症における第一選択薬であり，確立されたプロトコルは存在しないものの，より早期にステロイド治療を開始したほうが有効率は高いとされている[2]．日本サルコイドーシス/肉芽腫性疾患学会で作成された「心臓サルコイドーシスの治療ガイドライン」[3]におけるステロイド投与プロトコルを参考として，本症例ではプレドニゾロン換算で30 mg/日で投与開始し，4週間以降は2週間ごとに5 mg/日ずつ減量し，最終的に5 mg/日で維持している．ステロイド投与を開始して1か月後には房室伝導は改善しており，3か月の時点でFDG-PETの再検を行ったところ，異常集積は消失していた（図3）．サルコイ

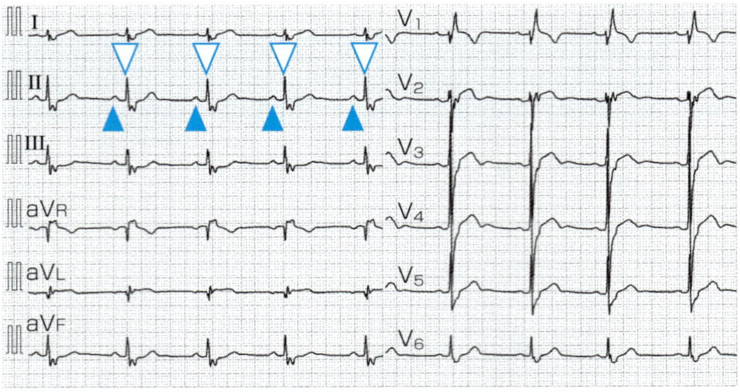

図2 ステロイド投与開始1か月後の12誘導心電図
初診時と比較して，房室伝導能の改善(1度房室ブロックの消失)を認める．▲＝P波，▽R波，PR＝186 msec.

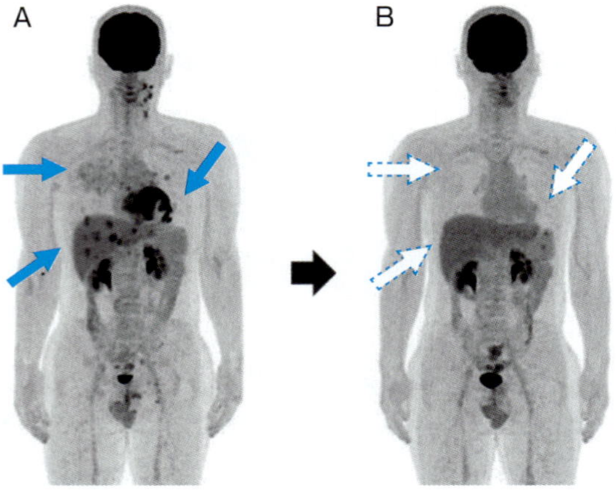

図3 ステロイド投与前後のFDG-PET
A：ステロイド投与開始前，B：ステロイド投与開始3か月．
投与開始前(A)において認めていた心・肺・肝臓・頸部リンパ節における集積像は，投与開始3か月目の再検(B)において消失している．

ドーシスはステロイド漸減に伴い再燃例も少なくないため，本例も5 mg/日で投与継続している．減量過程で再燃することもあり，この場合は一般的にステロイドを初回投与量まで再度増量することが必要となるが，近年ではメトトレキサートの有効性も報告されている．治療効果判定やフォローアップ方法については確立されておらず，定期的に心エコー検査，採血(BNP値)をフォローアップしつつ，必要に応じて核医学検査，心臓MRI等を適宜行い，臨床所見を総合的に経過観察していく必要がある．

文　献

1) Yodogawa K, et al.:Effect of corticosteroid therapy on ventricular arrythmias in patients with cardiac sarcoidosis. Ann Noninvasive Electrocardiol 16:140-147, 2011
2) Yazaki Y, et al.:Prognostic determinants of long-term survival in Japanese patients with cardiac sarcoidosis treated with prednisone. Am J Cardiol 88:1006-1010, 2001
3) 日本サルコイドーシス/肉芽腫性疾患学会，他(編)：サルコイドーシス治療に関する見解－2003．日本サルコイドーシス/肉芽腫性疾患学会雑誌23:105-114，2003

ワンポイントアドバイス

・失神を繰り返す患者では，心原性の可能性を常に念頭におく.
・心原性失神では，発作性の不整脈を補足するために各種長時間モニタリング方法を使い分ける.
・房室ブロック症例では，サルコイドーシスの有無の精査は重要である.

（松浦朋美）

19 洞不全症候群および陳旧性心筋梗塞の既往がある76歳男性

症例

76歳の男性．洞不全症候群および陳旧性心筋梗塞の既往がある．維持血液透析を受けており，動悸を主訴に紹介受診した．自覚症状は労作時の動悸が気になるが，最近は平時の動悸は気にならなくなってきている．電解質や甲状腺機能は正常．常用薬としてアジルサルタン，ニコランジル，アムロジピン，ワルファリンの内服がある．

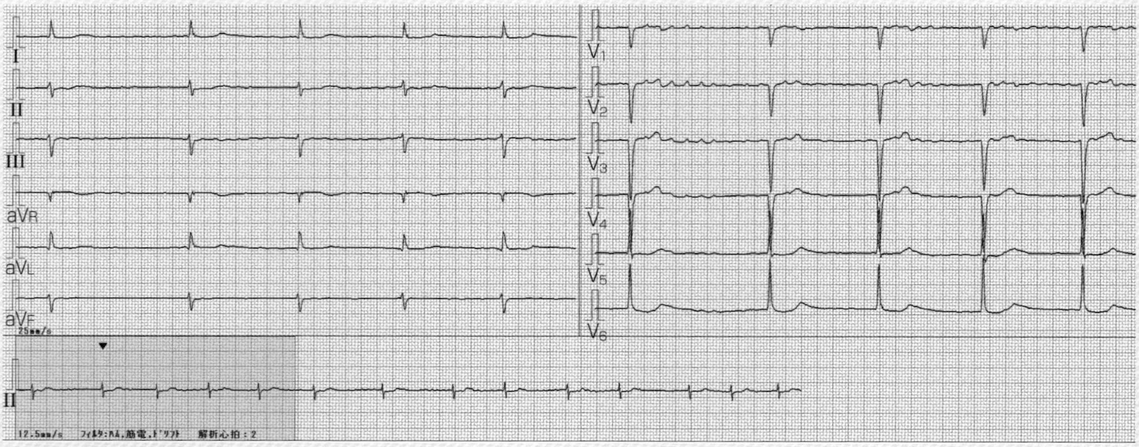

図A 男性の心電図

心拍41/分，基線はf波を認めRRは不定である．V_1～V_3でQSパターンを認め，陳旧性心筋梗塞の既往と矛盾しない．

Question 1

心房細動を洞調律化させた場合，今後起こり得ることとしてこの心電図（図A）から懸念される事項は何か．

a. 洞不全症候群　b. 完全房室ブロック　c. **a+b**

Question 2

この患者に対する適切な治療は以下のうちのどれか．

a. ピルシカイニド　b. ビソプロロール
c. 上記選択肢に該当なし

Question 3

この患者の心房細動の発症に関係する因子は何か．

a. 洞不全症候群　b. 血液透析　c. 年齢　d. **a〜c**のすべて

Answer

Q1. c. 洞不全症候群＋完全房室ブロック（**a＋b**）

Q2. c. 上記選択肢に該当なし

Q3. d. 洞不全症候群＋血液透析＋年齢（**a〜c**のすべて）

解 説

心房細動患者は右肩上がりで増加しており，数年以内に100万人に到達するとされる実臨床で最も目にする不整脈の1つである．

1. 徐脈性心房細動での注意点

この心電図は，R波は不定に出現し，先行する明らかなP波を認めず，基線は細かく揺れf波（細動波）を認めている．心拍41/分で，徐脈性心房細動である．心房細動とは，心房が約350/分以上で不規則に収縮する不整脈のことであり，房室結節の伝導性が心拍数を規定し，RR間隔が不定になることから「絶対性不整脈」ともよばれている．

本症例は複数回施行した心電図から持続性心房細動の診断となった．心房細動では常に洞結節が抑制され，洞機能低下をきたしやすいことが知られている[1]一方で，持続性心房細動を停止させると，電気的リモデリングが回復できることが動物モデルで実証されている[2]．また房室伝導を抑制する薬剤の投与もなく徐脈性心房細動を呈しているような場合，洞結節の機能低下および房室結節の伝導障害，いずれの可能性も懸念される[3]．

2. 心房細動に合併した完全房室ブロック

図1は他患者の心電図である．基線は揺れ細動波を認め，心拍35/分である．しかし図Aとの違いはRR間隔が一定であることである．これは房室伝導が途絶した結果の補充調律を示唆するため，心房細動＋完全房室ブロックの診断となる．40/分前後の徐脈性心房細動をみた場合には，RR間隔が一定か否かの注意が必要である．

3. リズムコントロールとレートコントロール

心房細動の治療において，AFFIRM試験をもとにリズムコントロールとレートコントロールは遜色ない治療とされてきた[4]．しかし，カテーテルアブレーションや新規抗不整脈薬の出現により，心房細動発症後1年以内のリズムコントロールは心血管死，脳卒中，心不全または急性冠症候群（acute coronary syndrome：ACS）による入院を低下させるという報告が散見され，リズムコントロールの有効性が見直されてきている[5,6]．

本症例の心房細動は持続性ではあるものの，有症候性であり，リズムコントロールが検討される．しかし洞不全症候群が懸念されるため，不用意に除細動を行うべきではない．さらに本症例のような透析患者に抗不整脈薬を使用する場合，慎重な選択が必要となる．抗不整脈薬は多くが腎代謝であり，腎機能低下や透析症例には使用不可もしくは減量などの慎重な対応が必要となる．

透析患者を含む慢性腎臓病患者でも，減量不要な抗不整脈薬の代表的なものとしてプロパフェノン，アプリンジン，アミオダロンなどがあげられる．前者2つは比較的安全に使用しやすいが，アミオダロンは濃度依存性に副作用出現があるため，注意が必要である．

ピルシカイニドは腎排泄型で，その血中濃度はクレアチニンクリアランスに大きく依存する．通常用量150 mg/日に対し，添付文書では透析患者は25 mg/日とされている．日本循環器学会の循環器薬の薬物血中濃度モニタリングに関するガイドライン[7]では通常用量が投薬できる患者群は70 kg以上，クレアチニンクリアランス80 mL/分が指標とされているためご覧いただきたい．本症例にあえて慎重な用量調整を要する腎代謝を選択するメリットは低い．ビソプロロールは房室伝導を

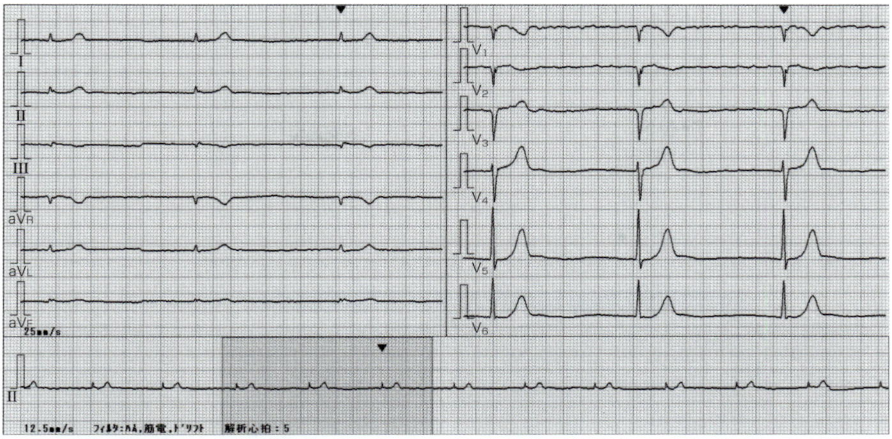

図1 他患者の心電図（例）

心拍35/分，基線はf波を認めRRは一定である．心房細動に合併した完全房室ブロックの心電図である．

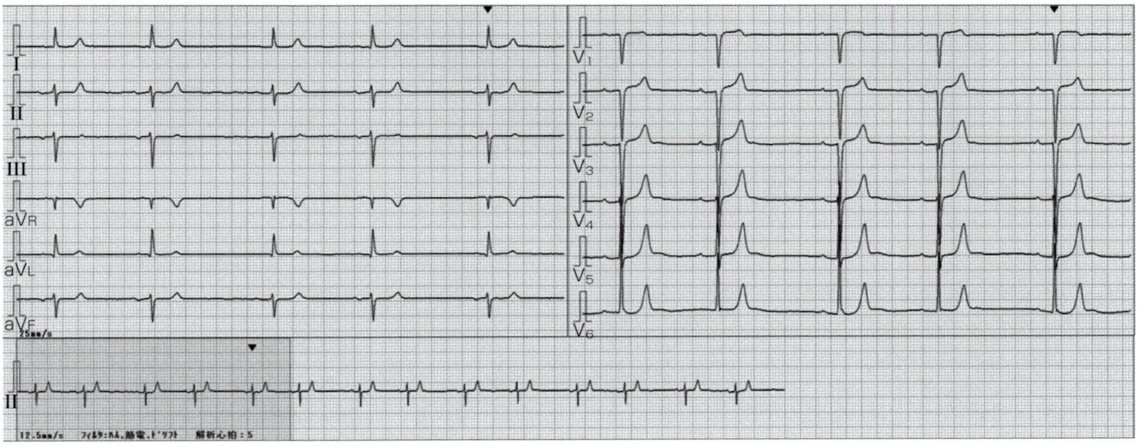

図2 洞調律の心電図（カテーテルアブレーション後）

心拍43/分と洞性徐脈を呈している．

さらに抑制するため本症例には不適切である．

4．心房細動と洞不全症候群

心房細動の原因は多岐にわたる．年齢，アルコール，肥満，喫煙，睡眠時無呼吸などが知られており，リスクファクターへの介入は重要である．またそのほかにも，本症例のように洞不全症候群に心房細動は合併しやすく，また心房細動は洞不全症候群のリスクを10倍にするという悪循環も知られている[8]．血液透析は心房細動発症リスクが高いとされており，透析患者の心房細動発症は頻度が高い[9]．

5．本症例で行った治療

本症例では労作時の動悸が強く，ペースメーカ挿入のリスクを理解したうえで洞調律化を選択した．抗不整脈薬は前述のように洞調律化した際の安全性が不確定であり，そのままカテーテルアブレーションを希望した．

カテーテルアブレーション後，懸念されていた洞不全症候群により心拍43/分と著明な徐脈を認めたが（図2），徐脈に伴う自覚症状は認めず，心房細動時の動悸症状は消失した．アブレーション後3か月のフォローアップ検査では，Holter心電図で総心拍51,510/22h（平均39 bpm）と洞不全症

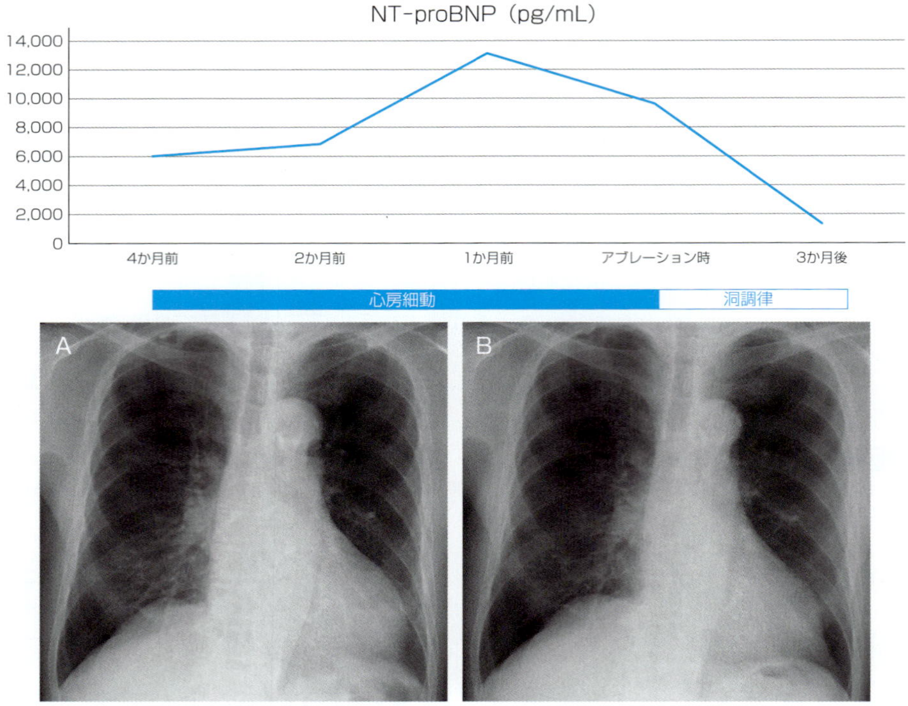

図3 NT-proBNPの推移と心胸比の推移
A：アブレーション前，心房細動時．B：アブレーション後，洞調律．

候群による著明な徐脈を認めたが，徐脈に伴う症状は認めなかった．X線では心胸比の改善，脳性ナトリウム利尿ペプチド（N-terminal pro-brain natriuretic peptide：NT-proBNP）の改善（図3），心エコー検査では左心房の縮小を認め，洞調律化による全体的な改善を認めており，ペースメーカの適応にならないため，現在も慎重な経過観察を継続している．

文 献

1）Yeh YH, et al.：Funny current downregulation and sinus node dysfunction associated with atrial tachyarrhythmia：a molecular basis for tachycardia-bradycardia syndrome. Circulation 119：1576-1585, 2009
2）Raitt MH, et al.：Reversal of electrical remodeling after cardioversion of persistent atrial fibrillation. J Cardiovasc Electrophysiol 15：507-12, 2004
3）Kawaji T, et al.：Impact of pre-existing bradycardia on subsequent need for pacemaker implantation after radiofrequency catheter ablation for atrial fibrillation. Circ J 82：2493-2499, 2018
4）Wyse DG, et al.：A comparison of rate control and rhythm control in patients with atrial fibrillation. N Engl J Med 347：1825-1833, 2002
5）Kirchhof P, et al.：Early rhythm-control therapy in patients with atrial fibrillation. N Engl J Med 383：1305-1316, 2020
6）Kim D, et al.：Treatment timing and the effects of rhythm control strategy in patients with atrial fibrillation：nationwide cohort study. BMJ 373：n991, 2021
7）日本循環器学会，他：2015年版循環器薬の薬物血中濃度モニタリングに関するガイドライン〔https://www.j-circ.or.jp/cms/wp-content/uploads/2020/02/JCS2015_aonuma_h.pdf〕
8）Yang PS, et al.：Risk of sick sinus syndrome in patients diagnosed with atrial fibrillation：A population-based cohort. J Cardiovasc Electrophysiol 32：2704-2714, 2021
9）Tsagalis G, et al.：Atrial fibrillation in chronic hemodialysis patients：prevalence, types, predictors, and treatment practices in Greece. Artif Organs 35：916-922, 2011
10）Romero J, et al.：Improved survival in patients with atrial fibrillation and heart failure undergoing catheter ablation compared to medical treatment：A systematic review and meta-analysis of randomized controlled trials. J Cardiovasc Electrophysiol 33：2356-2366, 2022

ワンポイントアドバイス

- 心房細動は解説に示したように，生活習慣病ともいえる不整脈であり，経時的に慢性化していく不整脈でもある．
- カテーテルアブレーションはQOLの改善のみならず，生命予後も改善し得る治療[10)]であるが，特に持続性心房細動では治療タイミングが遅れるほど成功のチャンスが失われていく．
- 心房細動を診断した場合には，まず$CHADS_2$スコアに基づき抗凝固療法の適応について検討，および導入しカテーテルアブレーション可能施設へ紹介いただきたい．
- カテーテルアブレーション可能施設では心房細動のリスクについての教育（血圧，アルコール，肥満など），カテーテルアブレーションの適応の検討などがなされるであろう．

（湯澤ひとみ）

20 心房細動に対するカテーテルアブレーション治療後の動悸

症例

72歳の女性．脳梗塞の既往があり，持続性心房細動に対してカテーテルアブレーション（肺静脈隔離）後である．アブレーション後4か月経過するが，動悸症状の訴えがあり受診．血圧は123/72 mmHg，心拍83/分．心エコー検査では駆出率は60%，左房径は42 mmであった．

12誘導心電図（図A）の心拍83/分であり，規則正しいnarrow QRS波形である．

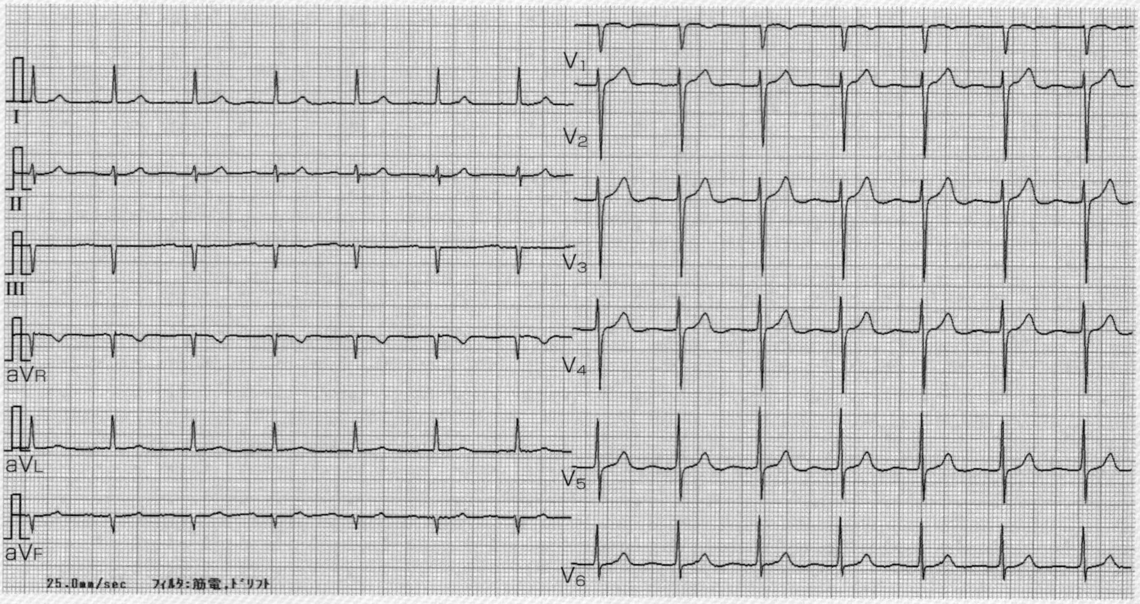

図A

Question 1

心房細動に対する肺静脈隔離治療後のこの不整脈の診断として考えにくいものはどれか.

a. 心房細動アブレーション後の洞性頻拍傾向
b. 周期の長いマクロリエントリー心房頻拍
c. blocked PAC二段脈
d. 心房細動

Question 2

この頻拍の診断に有用でないものはどれか.

a. アデノシン三リン酸投与
b. 心電図の感度を増幅してP波を観察する
c. 心拍数のトレンドを確認する
d. BNPの測定

Question 3

本症例のP波高が低い理由はどれか. 2つ選べ.

a. カテーテルアブレーションによる心筋ダメージ
b. 加齢による心房低電位領域の伸展
c. 心房拡大による心房の線維化

Answer

Q1. **d.** 心房細動

Q2. **d.** BNPの測定

Q3. **b.** 加齢による心房低電位領域の伸展,

c. 心房拡大による心房の線維化

解説

心房細動のカテーテルアブレーション後，動悸症状を訴えて受診されることは多く経験される．心電図は一見正常であり頻拍でもない．このような場合は動悸が出現した際の心電図をとらえるため，Holter心電図を施行し再診させることになるだろう．

1. 心房細動の再発

心房細動の再発はカテーテルアブレーション3か月後以降に起こる30 sec以上持続する心房細動と定義されることが一般的である．心房細動のアブレーション後は焼灼による焼灼部の炎症を呈することが知られており，このような要素に関連したアブレーション後の心房細動の早期再発は報告により35～65%に認めるとされている．ただしこの期間の再発には経時的に減少して消失するものが多数含まれるため，3か月以内の早期再発はいわゆるアブレーション後の再発には含まれない．早期再発は経時的に減少するとはいえ，より後期に起こったものほどそれ以降の再発を予測するとされている[1]．本症例は3か月のblanking periodを超えており，心房細動が見つかれば，再治療がすすめられる．

2. 心室期外収縮

また臨床的に問題となるほどの増加はないことが多いが，症状を軽く訴える程度の心室期外収縮増加は肺静脈隔離後にときに経験され，肺静脈周囲の焼灼による自律神経修飾やアブレーションによる炎症などが機序と考えられている．心房細動アブレーション後の新規の心室期外収縮は4.4%程度に認め，3か月目をピークに経時的に漸減するが，ごくまれに症候性の心室期外収縮について治療対象となることもある[2]．

3. 洞性頻拍傾向

さて，もう一度何か手がかりがないか，心拍83/分の当初の心電図に戻ろう．正常範囲の心拍数にも関わらず，動悸を訴えている場合によくあるのは，肺静脈隔離治療後の洞性頻拍傾向であろう．肺静脈周囲の焼灼による自律神経修飾が原因とされていて，術前に比較して心拍10/分程度の上昇が多い．むしろ心拍数が上昇しているほうが心房細動の再発率が低いとされている[3]．症状が強い場合はβ遮断薬の内服を処方する場合もある．ただし，洞調律と判断するにはP波の形態に矛盾のないことが必要である．この心電図ではP波高が低く，波形認識のため波高の増幅を要した（図1）．aVL誘導に若干陰性成分を認めており，P波波形は洞調律時に合致しなかった．

4. 心房期外収縮

房室ブロックを伴う心房期外収縮の二段脈はどうだろうか．アブレーション治療した肺静脈部分の隔離破綻による肺静脈起源の心房期外収縮が多発する状況，肺静脈以外の心房期外収縮が多発している状況，いずれも心房細動再発時には大いに想定される．拡大波形ではT波の立ち上がりにノッチを認める．心房細動治療後の心房期外収縮の多発や連発は心房細動晩期再発と関係しており[4]，この症例においてもそのような可能性はあるだろうか．T波中のノッチがQRS前のP波と交互に不均等に位置していれば，房室ブロックを伴う心房期外収縮の二段脈ということもあろうが，

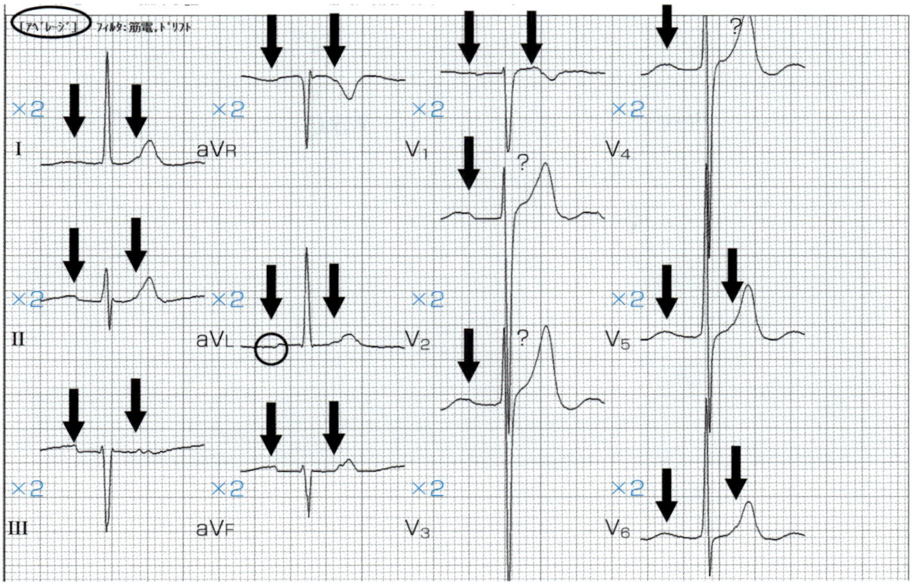

図1 拡大波形

心電図の拡大波形では一定の周期のP波を認める．一定のリズムの波形では心電図ビューワーの描画条件をアベレージとすることでノイズを低減してP波を描出できる．

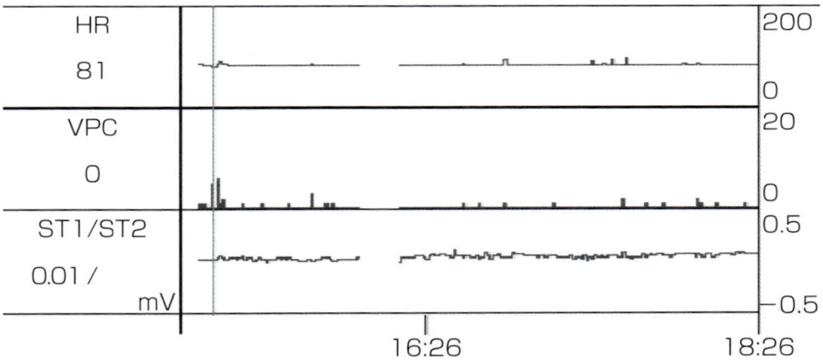

図2 入院後モニター心電図心拍トレンド

モニター心電図心拍トレンドは一定となっている．

本症例では，P波が等間隔に並んでおり否定される．

5. 心房頻拍/心房粗動

診断は2：1房室伝導を伴う心房頻拍ということになる．当初の心電図でもaVF誘導のT波にわずかにノッチを認めている．より明確にP波を観察するためにはATP投与を行い心房波を観察することも診断の一助となるだろう．また入院後のモニター心電図の心拍トレンドグラムを確認すると，心拍は線を引いたように一定であり，リエントリーの持続を強く支持した（図2）．心房粗動と心房頻拍の区別は12誘導心電図では心房興奮頻度によってなされ，心房興奮100〜250/分程度まで，または心房波間に水平部分を含むものを心房頻拍，250/分以上で興奮間隔が規則正しく興奮波が連続しているものを心房粗動とする．一方で機序からは，弁輪周囲や，血管の周囲，瘢痕の周囲など心房内の複数のsegmentを経由して周回するものをマクロリエントリー型心房頻拍，1つのsegmentで周回するものをマイクロリエントリー

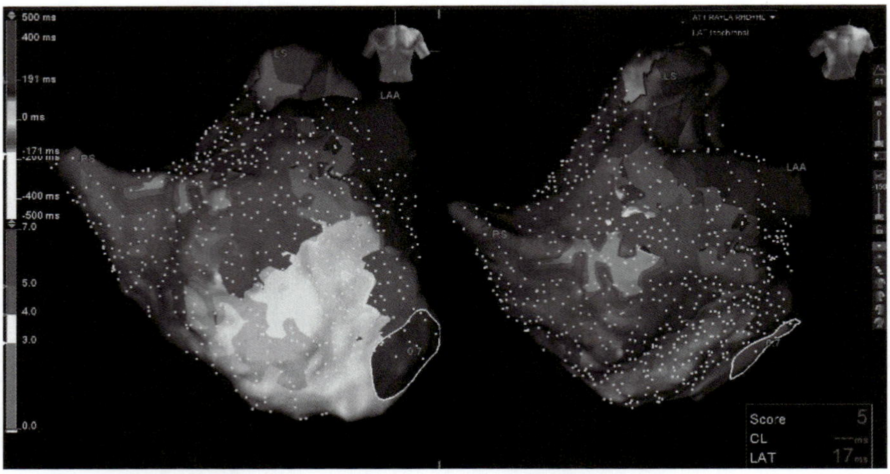

図3　頻拍中の左房3Dマッピング図［カラー口絵③］
左房前壁の瘢痕を周回するマクロリエントリー頻拍を呈している．

型心房頻拍，局所から放射状に興奮するものを局所型心房頻拍と分類する[5]．心房粗動はマクロリエントリー頻拍であるが，逆は必ずしも真とならず，本症例のようにマクロリエントリー型であっても回路に高度の伝導遅延部分を含むと12誘導心電図ではいわゆる粗動波形を呈さない．

6. 左心房の低電位領域とカテーテルアブレーション後の頻拍

肺静脈隔離は心房細動の治療として確立されており，肺静脈以外の心房に傷んだ心筋や心房細動を起こす起源（いわゆる非肺静脈起源の心房細動トリガー）をもたない場合には，治療成績は良好である．当初発作性心房細動に対して行われていたカテーテルアブレーションは，次第に7日以上持続する持続性心房細動や，1年以上の持続を伴う長期持続性心房細動にも適応が拡大されてきた[6]．発作性心房細動の治療成績が良好である一方で，心房細動の持続期間が長期化するにつれ，治療成績は低下する．治療成績の向上のため様々な治療が考案されて実施されてきた[7]．これらの治療においては心房細動の発生を抑制する一方で，心房の焼灼部分が増えるため，焼灼された瘢痕部分を不整脈基質として，かえって様々な心房頻拍を呈する場合がある．本症例は肺静脈隔離のみ施行しており，心房低電位領域はもとから認めるものであった．このような低電位領域は心房細動アブレーション後の再発リスクとして知られている．これはアブレーション治療と関係なく自然発生的にみられ，左房前壁に最も多く，加齢，女性の性別，拡大した心房[8]などがリスクとされている．本症例では前壁の低電位領域を通るリエントリー性頻拍を認めており，低電位領域内の持続電位を通電することにより，頻拍は停止した（図3）．洞調律回復後のP波高もやはり低く12誘導心電図からも心房の瘢痕化の伸展が疑われた[9]．

文　献

1) Alipour P, et al.:Defining blanking period post-pulmonary vein antrum isolation. JACC Clin Electrophysiol 3:568-576, 2017
2) Wu L, et al.:New-onset ventricular arrhythmias post radiofrequency catheter ablation for atrial fibrillation. Medicine（Baltimore）95:e4648, 2016
3) Goff ZD, et al.:Heart rate increase after pulmonary vein isolation predicts freedom from atrial fibrillation at 1 year. J Cardiovasc Electrophysiol 30:2818-2822, 2019
4) Inoue H, et al.:Burden and long firing of premature atrial contraction early after catheter ablation predict late recurrence of atrial fibrillation. Circ J 84:894-901, 2020
5) Saoudi N, et al.:A classification of atrial flutter and regular atrial tachycardia according to electrophysiological mechanisms and anatomical bases;a Statement from a Joint Expert Group from The Working Group of Arrhythmias of the European Society of Cardiology and the North American Society of Pacing and Electrophysiology. Eur Heart J 22:1162-1182, 2001
6) 日本循環器学会，他：2020年改訂版 不整脈薬物治療ガイドライン〔http://www.j-circ.or.jp/cms/wp-content/uploads/2020/01/JCS2020_Ono.pdf〕
7) Oral H, et al.:Radiofrequency catheter ablation of chronic atrial fibrillation guided by complex electrograms. Circulation 115:2606-2612, 2007

8）Huo Y, et al.：Prevalence and predictors of low voltage zones in the left atrium in patients with atrial fibrillation. Europace 20：956-962, 2018
9）Schreiber T, et al.：Correlation of P-wave properties with the size of left atrial low voltage areas in patients with atrial fibrillation. J Electrocardiol 56：38-42, 2019
10）Johnson LS, et al.：Markers of atrial myopathy in the general population：prevalence, predictors, and inter-relations. JACC Clin Electrophysiol 9：2240-2249, 2023

ワンポイントアドバイス

- カテーテルアブレーションの進歩により，多くの心房細動が抑制され，治療前に拡大していた心房も洞調律維持によって縮小・正常化することが多い．
- 一方で，治療後も心房の拡大が改善しない場合は，心房筋自体が傷んでおり，心房心筋症の状態に至っていると考えられる．
- 心房期外収縮が500/日以上，P波異常（P波持続時間が120 msec以上など），左房容積係数が35 mL/m^{2}以上が心房心筋症の指標として提案されている[10)]．
- 心房心筋症は加齢，高血圧，肥満，糖尿病，弁膜症などと関係している．
- 心房細動の持続自体も心房拡張の原因であるため，不整脈本体への治療も重要であるが，それだけに注意を取られてしまうと不十分な結果となる．
- 心房細動という「警報装置」が鳴りはじめた場合には，リスクファクターへの介入を一層強化し，心房心筋症の進行を抑え，全身合併症を減らすことが重要である．

（折田義也）

21 ST上昇を指摘され受診した72歳男性

症例

72歳の男性．かかりつけのクリニックで施行された心電図でST上昇を指摘され，当科を紹介した．1年前から眼前暗黒感を伴う動悸発作を数回自覚している．受診時に胸部症状の自覚はない．血圧126/78 mmHg，脈拍68/分．胸骨左縁第3肋間にLevine III/VIの収縮期雑音を聴取する．心筋トロポニンは陰性．喫煙歴なし．既往歴なし．

12誘導心電図（図A）は心拍54/分の洞調律．正常軸．I，aV$_L$誘導で陰性T波．II，III，aV$_F$でST上昇およびV$_4$～V$_6$誘導でST上昇を伴う二相性T波を認める．

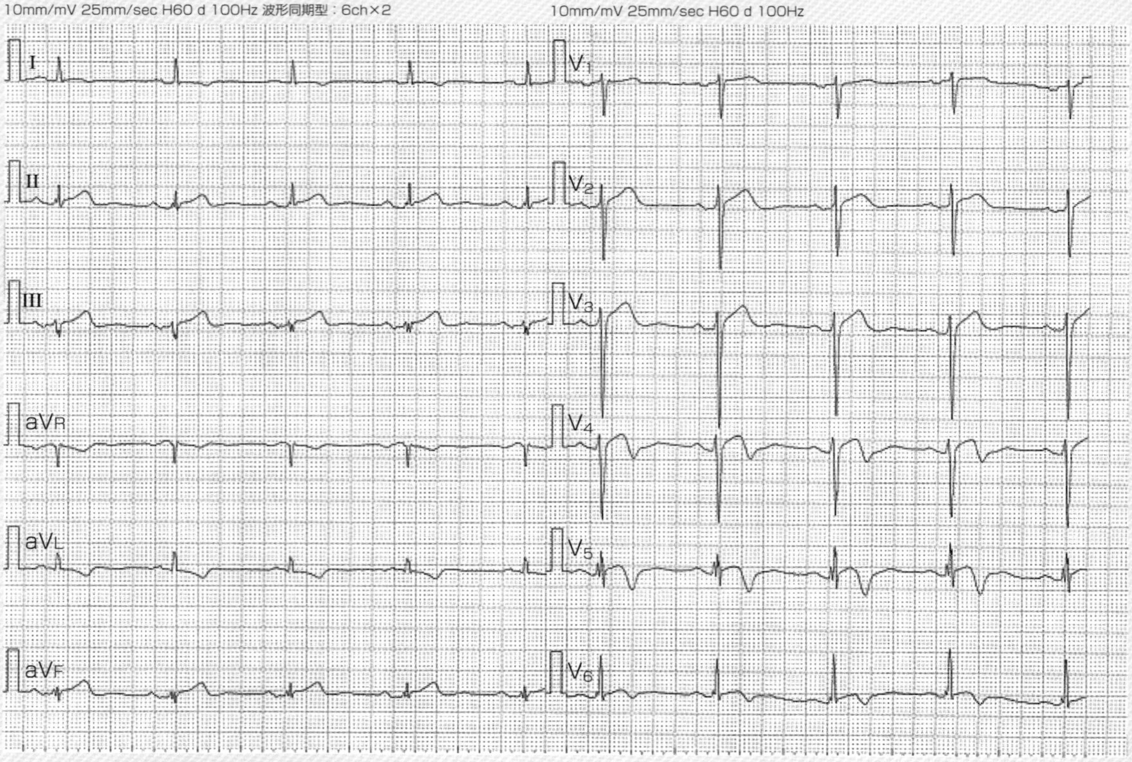

図A 当科受診時の12誘導心電図

Question 1

ST上昇型心筋梗塞の可能性を考えて，直ちに緊急冠動脈造影検査を行うべきか．

a. 緊急冠動脈造影を行うべきである　b. 緊急冠動脈造影の必要はない

Question 2

心エコー検査では左室中部の心筋肥大と心尖部瘤を認めた．心臓CTでは冠動脈の有意狭窄病変は確認できなかった．最も可能性が高い疾患は何か．

a. 心膜炎　b. 陳旧性心筋梗塞（左冠動脈前下行枝領域）　c. 肥大型心筋症

Question 3

この患者は，後日装着したHolter心電図で持続性心室頻拍が確認された．この患者の治療として適当でないのはどれか．

a. アミオダロン　b. 植込み型除細動器　c. ピルシカイニド（Ic群抗不整脈薬）

Answer

Q1. b. 緊急冠動脈造影の必要はない
Q2. c. 肥大型心筋症
Q3. c. ピルシカイニド(Ic群抗不整脈薬)

解説

ST上昇を認めるとき，症状や簡便な検査から，緊急性の有無を見極める必要がある．本例では定型的な心筋梗塞の病像がなく，心筋トロポニン陰性からみても急性心筋梗塞らしくない．結果的に持続型心室頻拍を合併する肥大型心筋症(hypertrophic cardiomyopathy：HCM)であった．

1. ST上昇を認める疾患

ST上昇をきたす疾患のなかで最も緊急性があるのはST上昇型心筋梗塞(ST-elevation myocardial infarction：STEMI)である．アテローム性プラークの破綻をきっかけとして冠動脈に血栓性閉塞を生じると，その支配領域を反映する誘導のSTが上昇する．例えば左室下壁を栄養する右冠動脈閉塞ではII，III，aVF誘導，前壁中隔を栄養する左冠動脈前下行枝閉塞では前胸部誘導におけるV_1～V_4のSTが上昇することになる．STEMI患者のST上昇は，同じ冠動脈灌流域を反映する2誘導以上で認められ，上に凸の形態を呈することが多い．また，虚血に陥った領域の反対側の誘導でSTが低下することも診断の糸口となる(鏡面変化)．いったん冠動脈が閉塞してしまうと，時間とともに心筋障害が進展し予後が悪化するため迅速に対応する必要がある．わが国の急性冠症候群ガイドライン[1)]では，STEMI患者では発症から再灌流達成までを120分以内とすることが目標として掲げられており，緊急経皮的冠動脈インターベンション(percutaneous coronary intervention：PCI)ができない施設の滞在時間を30分以内，PCI施行施設での医療従事者のファーストタッチからカテーテル治療までの時間を90分以内とすることが明記されている．この観点からSTEMI患者の診療における初診医が担う役割はきわめて大きいといえる．STEMI以外でST上昇をきたす原因疾患としては，心室瘤，早期再分極，左室肥大，Wolff-Parkinson-White症候群，左脚ブロック，心膜炎，心筋炎，Brugada症候群，高カリウム血症，たこつぼ型心筋症などがあげられる(心室瘤については後述)．ST上昇をみたら一番にSTEMIを考え，それが否定的である際にこれらの疾患の可能性について検討することになる．

2. ST上昇型心筋梗塞(STEMI)の心電図変化

目の前の患者が強い胸部症状を訴えている場合，あるいは血行動態が不安定である患者でST上昇を認めていれば，STEMIを念頭において速やかに循環器内科にコンサルトする．しかしながら，STEMI患者の約30%は自覚症状を認めないとする報告もあり，無症状であってもSTEMIが否定できないことがやっかいな点である．

それでは本症例の心電図所見は，直ちに循環器内科コンサルトを要する所見なのであろうか．ST上昇の形態は部位によっては上に凸と解釈することができる．ST上昇を呈する誘導は心膜炎のような広範囲にわたるものではなく，左前下行枝閉塞として矛盾しない範囲にとどまっている．鏡面変化としてのST低下はみられない．全く症状がなく重症感に欠けるこの症例について，心電図変化のみで緊急冠動脈造影を行うか否かを決定することは難しいであろう．そういった際に参考になるのが心筋トロポニン値である．心筋トロポニンは現在進行中の心筋障害を有するか否かを，優れた診断精度で示してくれる．本症例では，心筋トロポニンが陰性であり，後述の心エコー検査所見より，ST上昇の原因はSTEMIではなく心室瘤を伴ったHCMであると診断された．本症例では，緊急で専門医にコンサルトする必要はなかったが，STEMIでは一刻も早くPCIを施行する必要があるため，診断に迷う場合は躊躇せず専門医に相談するべきであることは強調しておきたい．

3. 肥大型心筋症（HCM）の心電図変化

HCMは，心エコー検査もしくは心臓MRIにおいて，15 mm以上の最大左室壁厚（HCMの家族歴がある場合は13 mm以上）を有する場合に診断される．わが国の心筋症ガイドラインでは，肥大心筋が存在する部位や心内圧較差の有無によって5つの病型に分類されている（**表1**）[2]．本症例は心エコー検査で心室中部での左室肥大と圧較差を認めており，HCMのなかでも左室中部閉塞性心筋症（midventricular obstruction：MVO）と診断された（**図1**）．加えて，心尖部が瘤化していることが，ST上昇の原因と思われた．心室瘤の原因は陳旧性心筋梗塞が最も有名であるが，HCMや心筋炎後，心サルコイドーシス，先天性心疾患においてもみられることがある．HCMではMVOと心尖部HCMにおいて心室瘤を合併する場合があることが知られている．本症例で左室心筋の形態異常を認める領域は，左室中部〜心尖部および下壁の一部に及んでおり，これはST上昇を認めている誘導に一致する．なお，心室瘤でSTが上昇する機序については明らかにされていない．心室瘤を有するHCMはそうでない場合と比較して心室頻拍や血栓塞栓症をきたすことが多く，予後は不良である．

HCMは心電図変化を伴うことが多く，症状がなくても健診等を契機に発見されるケースによく遭遇する．心尖部HCMは巨大陰性T波という特徴的所見を有しているが，それ以外の大半のHCM症例における心電図変化は肥大した心筋を反映する非特異的変化（ST変化や陰性T波）であり，心エコー検査や心臓MRI等の画像診断が必要となる．HCM症例のなかには，肥大心筋での線維化が進行し心電図上R波が減高することがある．

表1 肥大型心筋症の表現型の分類

1. 閉塞性肥大型心筋症（HOCM）
• HOCM（basal obstruction）：安静時に30 mmHg以上の左室流出路圧較差を認める
• HOCM（labile/provocable obstruction）：安静時に圧較差は30 mmHg未満であるが，運動などの生理的な誘発で30 mmHg以上の圧較差を認める
2. 非閉塞性肥大型心筋症（non-obstructive HCM） 安静時および誘発時に30 mmHg以上の圧較差を認めない
3. 心室中部閉塞性心筋症（MVO） 肥大に伴う心室中部での30 mmHg以上の圧較差を認める
4. 心尖部肥大型心筋症（apical HCM） 心尖部に限局して肥大を認める
5. 拡張相肥大型心筋症（D-HCM） 肥大型心筋症の経過中に，肥大した心室壁厚が減少・菲薄化し，心室内腔の拡大を伴う左室収縮力低下（左室駆出率50％未満）をきたし，拡張型心筋症様病態を呈する

HOCM:hypertrophic obstructive cardiomyopathy, HCM:hypertrophic cardiomyopathy, MVO:midventricular obstruction, D-HCM:dilated phase of HCM
（文献2をもとに作成）

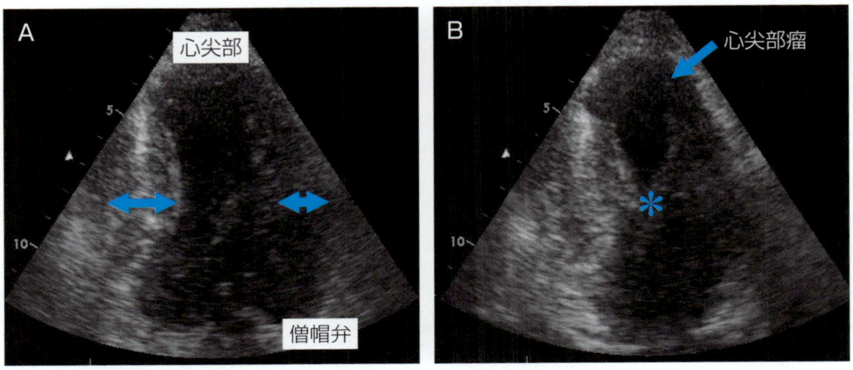

図1 心エコー検査
A：拡張末期．B：収縮末期．
左心室を心尖部アプローチで描出している．左室中部の肥大（Aの矢印）が顕著であることがわかる．収縮末期には左室中部は閉塞し（＊），心尖部はdyskinesis（収縮期に心腔内側と逆方向に動く）となっている所見より，左室中部閉塞性肥大型心筋症（MVO）＋左室心尖部瘤と診断した．

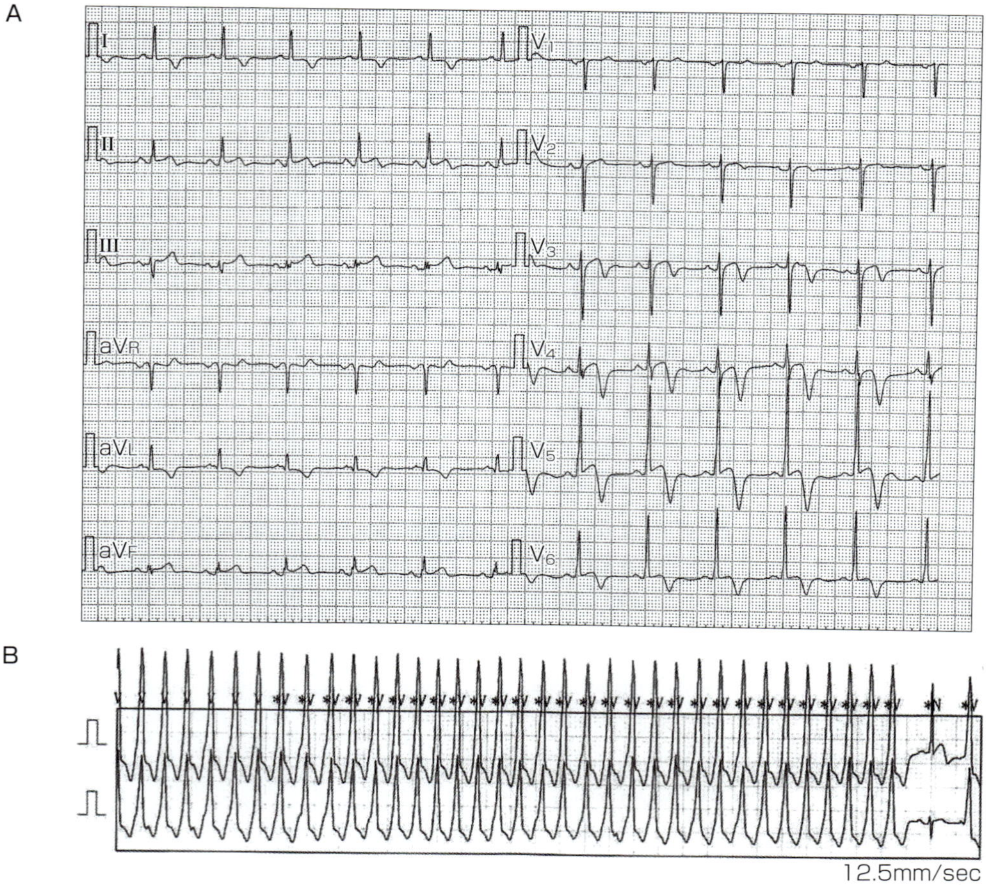

図2 他院で記録されていた5年前の心電図（A）とHolter心電図中に記録された心室頻拍（B）

A：ST上昇と陰性T波は以前から存在することがわかる．当院受診時のものと比較して，V_4〜V_6誘導のR波が高く陰性T波が深い．

B：持続時間は35sec．普段から自覚している動悸と眼前暗黒感を自覚した．

STEMIと違って，心筋の線維化や心室瘤による心電図変化は経年的に起こるため，もし過去に心電図を記録されていればそれと比較することで診断が容易となる．

4. 本症例の心電図変化

本症例は，当院受診の5年前に別のクリニックで心電図が記録されていた．この心電図を図2Aに示す．5年前にすでに同様の誘導でST上昇と陰性T波を認めており，心電図変化は長期にわたるものであることが判明した．特筆すべきはR波が減高し陰性T波が浅くなっている点である．後日心臓MRIを施行すると，肥大心筋内に著明なlate gadolinium-enhancementを認め，左室心筋内の線維化が進行していることが確認された．また，当院受診時心電図では，前述の異常所見に加えてII，III，aVFとV_5〜V_6誘導のR波にギザギザ成分とノッチがあるが5年前には認めていない．脚ブロックによらない複数のR波やノッチを有するQRSはfragmented QRSといわれ，これも心筋の線維化による伝導障害を示している．HCM患者等の器質的心疾患患者の予後不良のマーカーとして有名である[3)]．

5. 器質的心疾患患者に対する抗不整脈薬治療の注意点

この患者で記録された持続性心室頻拍を図2Bに示す．持続性心室頻拍に対する対応は，器質的心疾患を合併する場合とそうでない場合で治療法が大きく異なる（表2）[4)]．陳旧性心筋梗塞や心筋

表2 器質的心疾患に合併した心室頻拍の治療

	推奨クラス	エビデンスレベル
血行動態が不安定な頻拍が持続する場合の速やかな直流通電	I	B
再発時の治療および心臓突然死予防のための植込み型除細動器の使用	I	A
虚血性心疾患に基づく薬物治療抵抗性の場合のカテーテルアブレーション	I	B
直流通電後に血行動態が不安定な頻拍が持続もしくは再発する場合の自己心拍再開のためのアミオダロンまたはニフェカラントの静脈内投与	IIa	A
血行動態が安定した持続性単形性心室頻拍を停止させるためのプロカインアミドの静脈内投与	IIa	A
再発を認める場合のアミオダロンもしくはソタロールの経口投与	IIa	A
血行動態が安定した持続性多形性心室頻拍を停止させるためのアミオダロンの静脈内投与	IIb	A

推奨クラスⅠ：手技・治療が有効，有用であるというエビデンスがあるか，あるいは見解が広く一致している．推奨クラスⅡa：エビデンス，見解から有効，有用である可能性が高い．推奨クラスⅡb：エビデンス，見解から有効性，有用性がそれほど確立されていない．エビデンスレベルA：複数のランダム化比較試験，またはメタ解析で実証されたデータ．エビデンスレベルB：1つのランダム化比較試験，または非ランダム化研究（大規模コホート研究など）で実証されたデータ．
（文献4をもとに作成）

症患者のような器質的心疾患に合併する場合は心臓突然死のリスクを有するため，植込み型除細動器（implantable cardiovertor-defibrellator：ICD）の適応を検討する必要がある．フレカイニドやピルシカイニドのようなVaughan Williams分類Ic群のNa^+チャネル遮断薬は，器質的心疾患患者ではかえって予後を悪化させるため，原則使用できない．K^+チャネル遮断薬は使用可能であるが，薬剤で心室頻拍を完全に抑制できるとは限らないため，セーフティーネットとしてICDの適応検討が必要となる．本症例では，ICD植込み術を施行し，K^+チャネル遮断薬であるアミオダロン内服にて心室頻拍再発の抑制をはかっている．

文 献

1) 日本循環器学会，他：急性冠症候群ガイドライン（2018年改訂版）〔https://www.j-circ.or.jp/cms/wp-content/uploads/2018/11/JCS2018_kimura.pdf〕
2) 日本循環器学会，他：心筋症診療ガイドライン（2018年改訂版）〔https://www.j-circ.or.jp/cms/wp-content/uploads/2018/08/JCS2018_tsutsui_kitaoka.pdf〕
3) Ogura S, et al.:New appearance of fragmented QRS as a predictor of ventricular arrhythmic events in patients with hypertrophic cardiomyopathy. Circ J 84:487-494, 2020
4) 日本循環器学会，他：2020年改訂版 不整脈薬物治療ガイドライン〔https://www.j-circ.or.jp/cms/wp-content/uploads/2020/01/JCS2020_Ono.pdf〕

ワンポイントアドバイス

- ST上昇をきたす疾患の代表は急性心筋梗塞である．それ以外にも心室瘤，Brugada症候群，たこつぼ型心筋症，高カリウム血症，心膜炎などでSTの上昇がみられる．心室瘤は陳旧性心筋梗塞によるものが有名であるが，一部の肥大型心筋症にも合併し致死性心室性不整脈の原因となり得る．
- ST上昇の原因の特定は必ずしも容易ではない．自覚症状やバイタルサインの変動がないからといって急性心筋梗塞を否定することはできないため，心筋トロポニン値測定や心エコー検査による左室壁運動の評価が必要である．
- ST上昇の原因が急性心筋梗塞であった場合は，来院後30分以内に専門施設へ搬送することが求められている．判断に迷う場合は躊躇せず専門医にコンサルトするほうがよい．

（永井啓行）

22 失神を主訴に受診した86歳男性

症例

86歳の男性．慢性閉塞性肺疾患のため呼吸器内科に通院中．自宅で電話中に失神し，頭部を打撲した．翌日，机に向かっている際に失神・尿失禁をきたしたため，外来を受診した．診察時には血圧は118/70 mmHgと安定している．
P波，PQ間隔，QRS幅が各々延長，拡大しており，心房内伝導遅延とともに心室内伝導障害が複数の脚枝にあることが推測される．右脚ブロックとともに左軸偏位が存在することから左脚前枝にも伝導障害が存在する可能性がある．逆に右軸偏位であれば左脚後枝に伝導障害が存在する．またPQ間隔が200 msec以上であり，定義上1度房室ブロックと診断される（図A）．

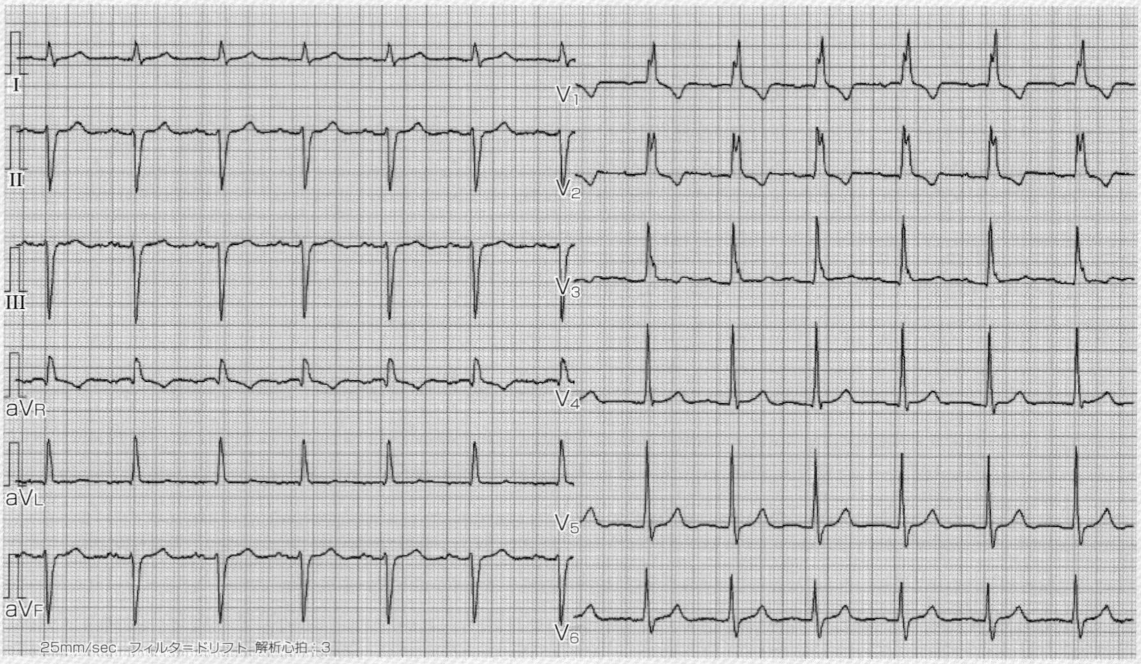

図A 当科受診時の12誘導心電図

Question 1

この患者は2回失神している．診察時には血行動態が安定していることから，心原性失神は除外できるか．

a. 心原性失神はほぼ否定的　b. 心原性失神は十分あり得る

Question 2

この患者の心電図に認められるような多枝ブロックでは，どのような合併する器質的心疾患を推測すべきか．

a. 大動脈弁疾患　b. 虚血性心疾患　c. 高血圧性心肥大　d. **a〜c**のすべて

Question 3

この伝導障害のQRSは「右脚ブロック」と「左軸偏位」の形である．このような多枝ブロックでは完全房室ブロックに移行する頻度はどのくらいあるか．

a. 0.1〜1%/年　b. 2〜6%/年　c. 10〜20%/年

Answer

Q1.　b.　心原性失神は十分あり得る

Q2.　d.　大動脈弁疾患＋虚血性心疾患＋高血圧性心肥大（a〜cのすべて）

Q3.　b.　2〜6%/年

解説

失神は「一過性意識消失をきたし体位の維持ができなくなるもの」[1)]と定義される．心原性失神は他の原因や原因不明の失神と比べて死亡率や突然死率が高く，失神患者をみたときに心原性失神の鑑別は重要である．2束ブロック（左脚ブロック，右脚ブロック＋左脚前枝or後枝ブロック）あるいは2束ブロックに1度房室ブロックを合併した3束ブロックは高度の刺激伝導系の障害を示唆する所見であり，房室ブロックへの進行に伴う失神を念頭におく必要がある．

1. 心室内伝導障害の分類

脚ブロックは日常診療で遭遇する比較的頻度の高い心電図所見である．刺激伝導系のうち，His束から分岐した左または右の脚枝内で，器質的あるいは機能的に伝導遅延もしくは伝導途絶している状態をいう．右脚での伝導ブロックを右脚ブロック，左脚での伝導ブロックを左脚ブロックとよぶ．QRS幅120 msec以上を完全右脚または左脚ブロック，120 msec以下を不完全右脚または左脚ブロックとしている．さらに左脚は左脚前枝と後枝に分かれており，左脚前枝ブロックでは左軸偏位，左脚後枝ブロックでは右軸偏位を呈する．障害部位による心室内伝導障害の分類を表に示す．

表　障害部位による心室内伝導障害の分類

1枝ブロック
右脚ブロック
ヘミブロック
左脚前枝ブロック
左脚後枝ブロック
2枝ブロック
右脚ブロック＋左脚前枝ブロック
右脚ブロック＋左脚後枝ブロック
左脚ブロック
3枝ブロック
完全房室ブロック
右脚ブロック＋左脚前枝ブロック＋1度または2度房室ブロック
右脚ブロック＋左脚後枝ブロック＋1度または2度房室ブロック
左脚ブロック＋1度または2度房室ブロック

2. 脚ブロックの頻度

加齢により脚ブロックの頻度は高くなる．右脚ブロックは若年者で0.3%，平均年齢48歳の報告では1.3%[2)]，最も多くみられる左脚前枝ブロックは若年者で1%，40歳以上では1.7〜4.9%，一方，左脚後枝ブロックの頻度は低く，0.1%以下といわれている．完全左脚ブロックは1.2%にみられる[3)]．

3. 脚ブロックをみたときに考えることは2つ

脚ブロック自体は重篤な病態でなく，日常診療で遭遇する頻度が高い所見である．しかしながら，その臨床的意義は次の2点である．

1）完全房室ブロックへの進展

成人では2束ブロック，特に右脚ブロックと左軸偏位の合併した状態から完全房室ブロックへ移行することが多い[4)]．心室内伝導障害から完全房室ブロックへの進展は2〜6%/年と見込まれているが，無症候例ではおおよそ2%，失神を有する例では6%程度となる[5)]．完全房室ブロックへの進展を予知，ペースメーカ植込みの判断をするには，2束および3束ブロックに加え失神等の症状，2度以上の房室ブロックの出現，器質的心疾患の有無，抗不整脈薬の使用の必要性等も参考にする．心臓電気生理学的検査にて伝導遅延・途絶が

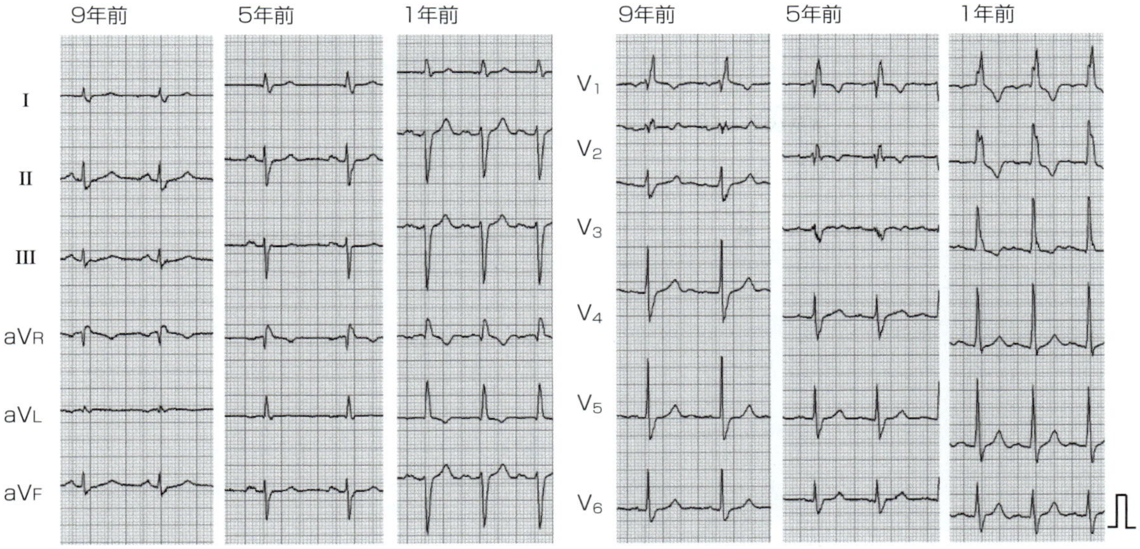

図1 心電図の経時的変化

His束以下であることを確認することも有用である.

2）器質的心疾患の有無

脚ブロック自体が特定の器質的心疾患を診断できるわけではないが，脚ブロックを有する約8割は基礎心疾患を有するという報告がある[6]．特に左脚ブロックに基礎心疾患のないことはまれである．高血圧性心疾患，冠動脈疾患，弁膜症，先天性心疾患，心筋症等が脚ブロックをきたし得る．心室内伝導障害を有する患者では死亡率が高いといわれているが，房室ブロックのみではなく，基礎心疾患自体が予後を悪化させている可能性がある．基礎心疾患に伴う心機能低下があれば，死亡理由としては心不全と突然死があげられるが，近年は心室内伝導障害を伴う心不全に対する心臓再同期療法・His束ペーシング・左脚ペーシング，また突然死に対する植込み型除細動器等の植込み型デバイス診療の進歩は目覚ましく，背景疾患の診断と予後予測が重要となる.

4. 心電図の経時的変化が重要

多枝ブロックの心電図を有する患者が房室ブロックをきたすのかを心電図1枚で判断するのは難しい．しかしながら，心電図を経時的に観察することにより，心室内伝導障害が進行しているのかをある程度推測することが可能となる．図1に本症例の心電図の経時的変化を示す．9年前の心電図では右脚ブロックのみであったが，5年前に左軸偏位が出現し，1年前には左軸偏位およびQRS幅の拡大は進行しており，1度房室ブロックも認められる．経時的に心室内伝導障害が進行したことが確認される．心電図記録時の心拍数も異なるため判断は難しいが，心室内伝導障害の進行が疑われた場合にはペースメーカ植込みの検討が必要となる.

5. 本症例の経過

本症例は失神を有する右脚ブロック＋左軸偏位＋1度房室ブロックの3束ブロックのため，失神の原因が房室ブロックに伴う可能性が高い．心エコー検査では中等度の大動脈弁閉鎖不全症がみられたが，心機能に異常はないため，弁膜症と加齢に伴う心室内伝導障害の進行と考えられる．心臓電気生理学的検査を行うと，HV時間が87 msecと延長しており，心房ペーシングでHVブロックが確認された．入院中のモニター心電図で発作性房室ブロックが出現し（図2），失神を伴ったことから，ペースメーカの適応と判断した．本症例は，呼吸器疾患を有し，皮下組織が少ないため皮下植込み型ペースメーカでなく，リードレスペース

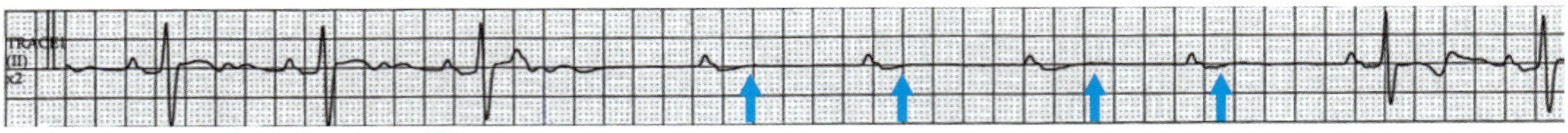

図2 失神発作時のモニター心電図

P波の後，QRS波が脱落している（矢印）．

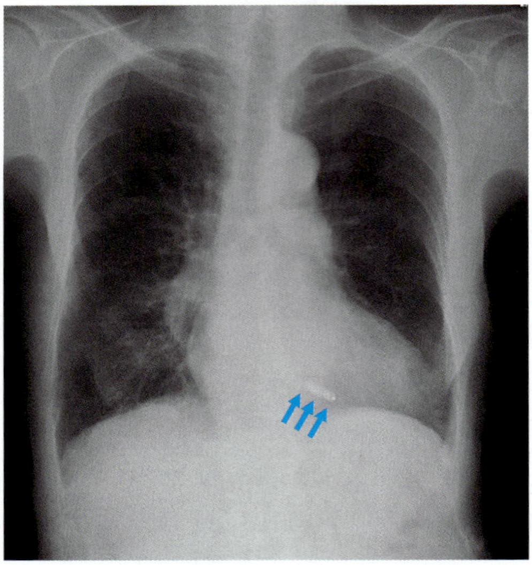

図3 リードレスペースメーカ植込み後の胸部X線写真

メーカ植込みを行った（**図3**）．最新のリードレスペースメーカは心房収縮に同期するタイプも登場しており，通常のペースメーカ植込みのリスクの高い場合は選択肢の1つとして考慮される．

文　献

1）日本循環器学会，他（編）：2022年改訂版 不整脈の診断とリスク評価に関するガイドライン 〔https://www.j-circ.or.jp/cms/wp-content/uploads/2022/03/JCS2022_Takase.pdf〕
2）Schneider JF, et al.:Newly acquired right bundle-branch block: The Framingham Study. Ann Intern Med 92:37-44, 1980
3）Schneider JF, et al.:Newly acquired left bundle-branch block:The Framingham Study. Ann Intern Med 90:303-310, 1979
4）Lasser RP, et al.:Relationship of right bundle-branch block and marked left axis deviation（with left parietal or peri-infarction block）to complete heart block and syncope. Circulation 37:429-437, 1968
5）Josephson ME:Clinical Cardiac Electrophysiology. 4th, Lippincott Williams & Wilkins, 136, 2008
6）McAnulty JH, et al.:Bundle branch block. Prog Cardiovasc Dis 26:333-354, 1984

ワンポイントアドバイス

- 完全右脚ブロックは病的意義のないことも多い．しかしながら完全左脚ブロックや完全右脚ブロックが認められれば軸偏位やPQ間隔を確認する必要がある．
- 軸偏位やPQ間隔の延長が認められれば複数の刺激伝導系障害が存在し，その背景にある器質的心疾患の存在や房室ブロックへの進展が考慮される．
- 刺激伝導系の障害を認める場合には軸偏位，PQ間隔，QRS幅に注意しながら経過観察する必要があり，各指標が進行したり，失神等の症状が出現した際にはより詳しい検査が必要となるため専門医への紹介が必要となる．

（吉賀康裕）

Column

洞房結節内部に広がる未知の世界

正常洞調律は，右心房・上大静脈接合部にある洞房結節から生じる．洞房結節内部でどのように電気信号が沸き上がり，心房へ向けて放出されていくかについては，結節の発見から100年以上が経過した現在でも，あまり多くはわかっていないのが実情である．

確かなのは，結節内部に細胞レベルで自動能を有するペースメーカ細胞という，作業心筋と比較して細くて小さい特殊心筋が群生していることと，ペースメーカ細胞同士がメッシュのようなネットワークを形成していることである．ペースメーカ細胞の発火頻度は何が決めるのか？　各種イオンチャネルの電流量，細胞の結節内での場所，細胞のサイズ・・・多くの説があるが，本当のことはまだよくわからない．普段は発火していないが，条件付きで発火活動に参加する細胞もいるようだ．

この多種多様な個性を有するペースメーカ細胞のネットワークが，全体としてどうやって活動しているかとなると，ほとんど未解明である．

心臓全体でみれば，洞結節，房室結節，His束以下刺激伝導系・・・といった順番に興奮頻度が高く，したがって洞結節が周囲を従わせる，いわば「弱肉強食」のような単純な話として理解されている．しかし，結節内部に注目すると，そう単純とは限らない．最近では，洞結節内部のペースメーカ細胞は，脳神経組織のように，非ペースメーカ細胞からの非常に複雑で混沌とした信号を受け取りながら，団体として合理的な活動をしている可能性が示されている．

心拍数を決める，という単純明快な機能の下には，まるで小宇宙のような神秘的な世界が広がっている．

（筒井健太）

23 胸痛，息切れと頻脈を認め来院した68歳男性

症例

68歳の男性．高血圧症の診断で近医通院中，胸痛，息切れと頻脈を認め当科外来受診となった．血圧は130/85 mmHgと落ち着いていたが，心拍数は112/分と頻脈を認めた．失神，糖尿病の既往はなく，突然死の家族歴も認めない．喫煙歴は20本/日である．

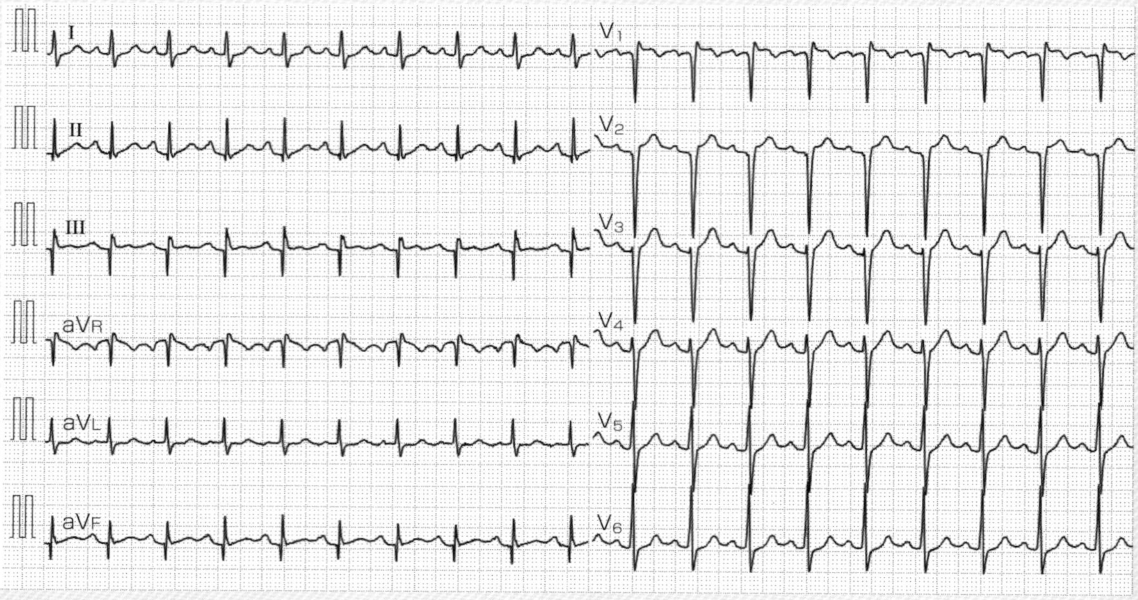

図A

Question 1

まず疑う心電図診断はどれか．2つ選べ．

a. 心膜炎　b. 心房頻拍　c. 心房細動
d. 急性前壁心筋梗塞　e. 陳旧性前壁心筋梗塞

Question 2

診断のために必要な検査はどれか．3つ選べ．

a. ABI検査　b. 心エコー検査　c. 胸部X線検査
d. 冠動脈造影CT検査　e. ピルシカイニド負荷試験

Question 3

本症例では，胸部誘導のV_1でcoved型ST上昇に類似した波形を認めるが（図A），coved型ST上昇を認める疾患はどれか．

a. QT延長症候群　b. Brugada症候群　c. 完全左脚ブロック　d. 早期再分極症候群

Answer

Q1. **a.** 心膜炎，**e.** 陳旧性前壁心筋梗塞
Q2. **b.** 心エコー検査，**c.** 胸部X線検査，**d.** 冠動脈造影CT検査
Q3. **b.** Brugada症候群

解説

Question 1, 2

心電図から頻脈は不整脈ではなく，胸痛，息切れに伴う洞性頻脈であった．またV_1，V_2誘導で異常Q波，ST上昇を認めており，心電図診断では陳旧性前壁心筋梗塞が疑われるとともに，PR，ST所見から心膜炎の併発も考えられた．そのため心エコー検査，冠動脈CT検査を行ったが左室壁運動異常や冠動脈の狭窄は認められず，陳旧性心筋梗塞は否定的であった．一方で胸部X線では左第2弓の突出を認め（図1矢印），冠動脈CT検査時に撮影した軸方向像（axial view），矢状断面（sagittal view）で前縦隔腫瘍を認めており（図2矢印），腫瘍浸潤による心膜炎を併発しているものと考えられた．

ABI検査は動脈硬化の検査，ピルシカイニド負荷試験はBrugada症候群の診断のための検査である．

Question 3

coved型ST上昇を認める疾患はBrugada症候群である．近年，Brugada症候群においては，右室流出路心外膜側に低電位領域を伴ったfragmented delayed potentialsを認める症例があり，同部位をカテーテルアブレーションにて治療するとcoved型ST上昇が改善するという症例が報告されている[1,2]．本症例の腫瘍部位はやや左方であるが右室流出路近傍にあり，心電図の電極と心臓の間に腫瘍があることで生じた心電図変化か腫瘍が心膜へ浸潤することにより生じた心電図変化であれば興味深いと考え，本設問を作成した．

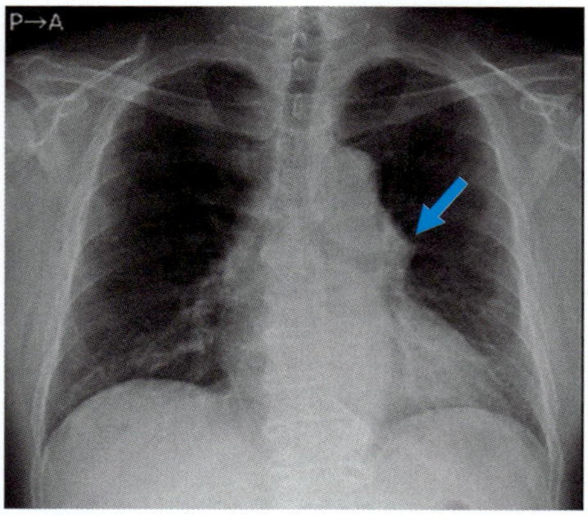

図1　胸部X線検査

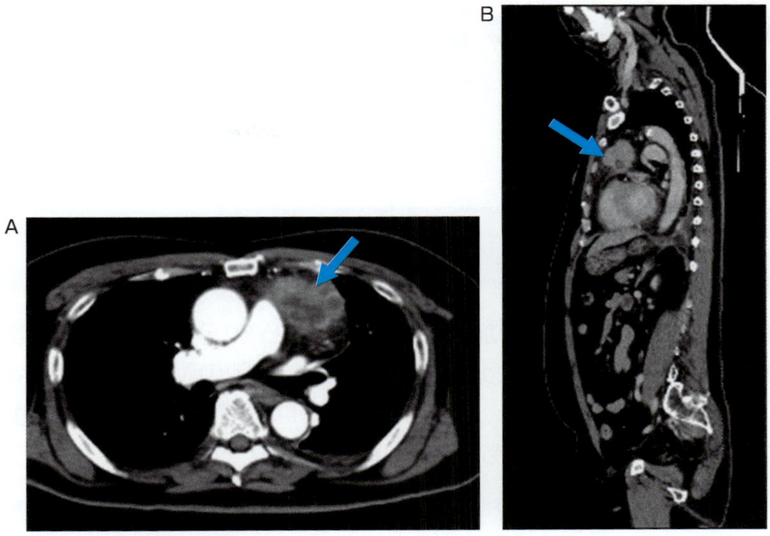

図2 冠動脈CT検査
A：axial view. B：sagittal view.

文　献

1）Nademanee K, et al.:Prevention of ventricular fibrillation episodes in Brugada syndrome by catheter ablation over the anterior right ventricular outflow tract epicardium. Circulation 123:1270-1279, 2011

2）Maeda S, et al.:First case of epicardial ablation to coexistent J waves in the inferior leads in a patient with clinical diagnosis of Brugada syndrome. HeartRhythm Case Rep 1:82-84, 2015

ワンポイントアドバイス

- 本症例は胸痛，息切れと頻脈を認め来院し，心電図検査にてST異常を認めたことから心疾患の関与が疑われた．
- 諸検査により前縦隔腫瘍（胸腺癌）が発見され，心電図異常がある場合は胸部の精査が必要であることを思い知らされた1例であった．
- 本症例では多くの誘導でST上昇を認め，下壁誘導でPR低下を認めており，癌浸潤による心膜炎の関与が疑われた．
- 一方でV_1誘導はBrugada症候群のcoved型ST上昇に似た波形を認めており，Brugada症候群のST上昇機序との関連性があれば興味深いと思い本症例を取り上げた．

（前田真吾）

24 様々なQRS波形を呈した72歳女性

症例

72歳の女性．高血圧で加療中．数年前から30分程度の動悸を数回自覚．動悸時に血圧計で心拍150/分のことがあった．別の動悸時には不整の自覚を伴うこともあったとのこと．胸部X線検査では異常なく，心エコー検査では軽度の左室肥大がある程度であった．心電図（図A）を呈示する．

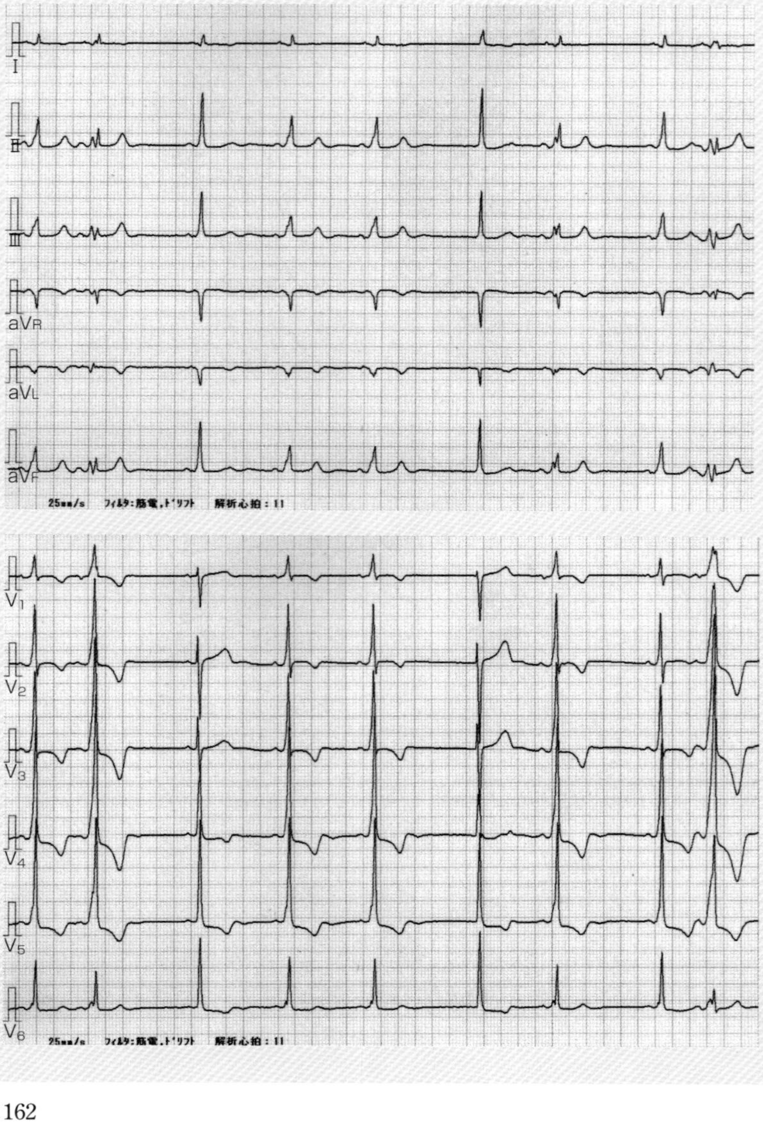

図A 当科受診時の12誘導心電図
四肢と胸部誘導は同位相の記録である．

Question 1

心電図所見として認めるものはどれか．2つ選べ．

a. 心室期外収縮　b. 房室接合部(補充)収縮　c. 右脚ブロック　d. デルタ波

Question 2

症状の原因として，まず考える必要がある不整脈はどれか．2つ選べ．

a. 発作性上室頻拍　b. 単形性心室頻拍　c. 偽性心室頻拍　d. 心室細動

Question 3

投薬加療を希望された際に，最も適切と考えられるものはどれか．

a. メキシレチン　b. ピルシカイニド　c. ベラパミル　d. メチルジゴキシン

Answer

Q1. b. 房室接合部(補充)収縮，**d.** デルタ波
Q2. a. 発作性上室頻拍，**c.** 偽性心室頻拍
Q3. b. ピルシカイニド

解説

Question 1

PQ短縮，立ち上がりが鈍いデルタ波を認め，A型WPW(Wolff-Parkinson-White)症候群を認める．図1のようにV_1波形からA型(Rsパターン)，B型(rSパターン)，C型(QSパターン)に分類される．A型は左室側(僧帽弁輪側)にKent束があり，左から右側へ向かう興奮となり，V_1の初期陽性成分が大きくなる．右脚ブロックはV_1でrsR' 型となるが，最後のR' 成分がwideで大きく，QRS立ち上がりはsharpで，PQ短縮は認めない．Kent束では伝導遅延は生じないが，房室結節内では伝導遅延が生じ，デルタ波の大きさが変動する一因で，この症例でも，異なる大きさのデルタ波を認めている．図2に心電図のV_1誘導波形を呈示する．①，④，⑤は正常洞調律持続時のデルタ波を伴うQRS波形である．⑥のQRS波形は先行するP波がなく房室接合部(補充)収縮で，Kent束を介したデルタ波を認めないnarrow QRS波形である．③は先行するP波に追従しない房室接合部収縮と，P波に追従しKent束を伝導したわずかなデルタ波の融合波形と思われる．⑥のQRS波形前にはP波は認められないが，⑥QRS内にP波が埋没している可能性や前後で洞停止(洞房ブロック)をきたしている可能性があり，⑦の前のP波は洞性，期外収縮のいずれの可能性も考えられる．上室期外収縮時には②，⑦，⑨の波形のようにデルタ波は大きくなることも多く，今回は⑨が最も大きなデルタ波を呈している．Wide QRS波形はデルタ波によるもので，心室期外収縮は認めていない．

図3のようにデルタ波が正常洞調率時に消失，出現し，間欠性WPW症候群であった．また，上室期外収縮2段脈時にデルタ波が増大，消失する現象や，心室期外収縮時にVA(室房)伝導の存在も認め，上室頻拍も認められた．

心電図でのnarrow QRS波形からは，左室高電位，V_5～V_6でST低下があり，軽度の左室肥大所見を認めQT延長傾向はあるが，脚ブロックや異常Q波はないと考えられる．

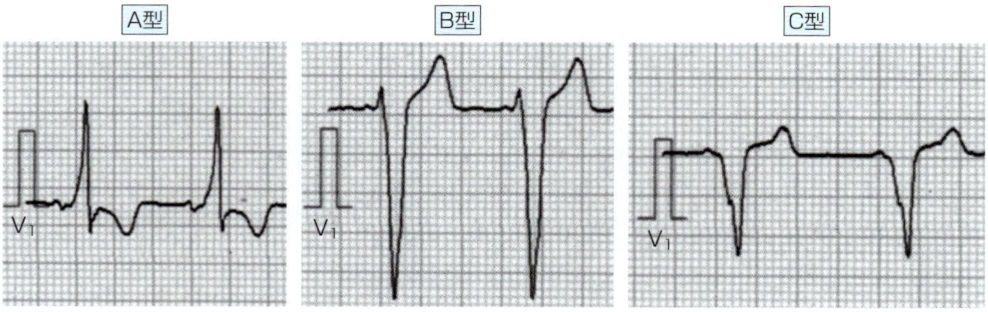

図1　V_1波形でのWPW症候群の分類
A型はV_1誘導でRsパターンで左側(僧帽弁輪)，B型はrSパターンで右側(三尖弁輪)，C型はQSパターンとなり(後)中隔にKent束があることが多い．

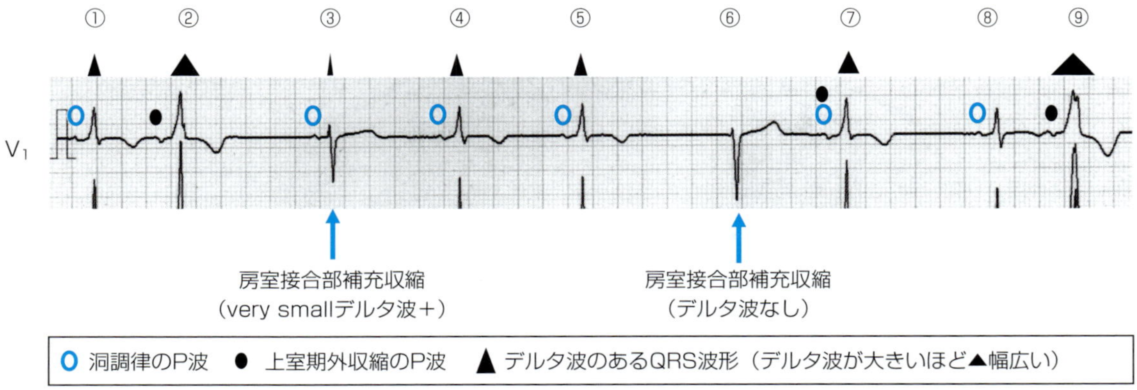

図2 心電図での胸部誘導(V_1)の呈示

①，④，⑤は正常洞調律持続時のデルタ波を伴うQRS波形である．⑥は先行するP波がなく，房室接合部(補充)収縮でデルタ波を全く認めない．③は先行するP波に追従しない房室接合部収縮と，P波に追従したKent束を介したわずかなデルタ波が融合していると思われる．⑤～⑦間でP波は確認できず，⑥のQRS内にP波が埋没している可能性や洞停止(洞房ブロック)をきたしている可能性があり，⑦の前のP波は洞性，上室期外収縮のいずれの可能性も考えられる．上室期外収縮時には②，⑦，⑨の波形のようにデルタ波は大きくなり，⑨が最も大きなデルタ波を呈している．

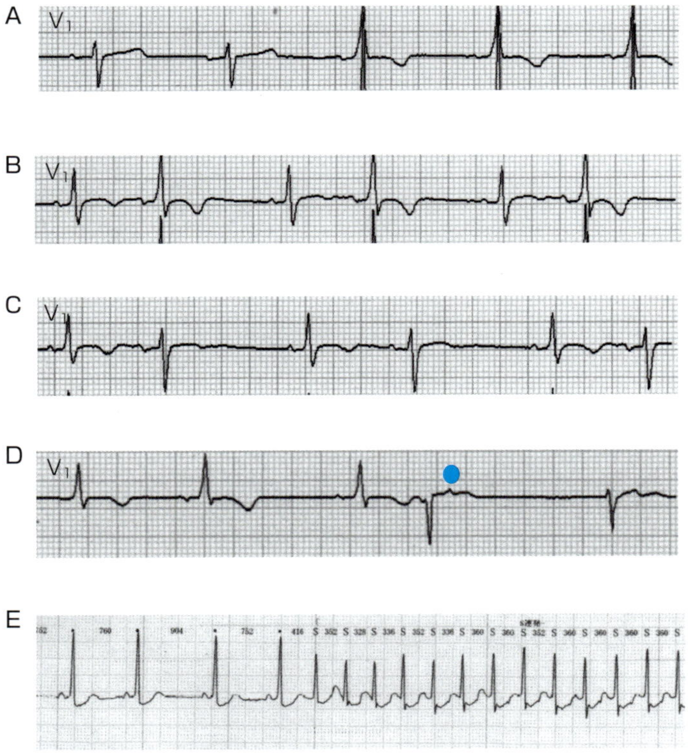

図3 本患者でみられたKent束の現象

A：正常洞調律時にデルタ波が間欠的(3～5拍目)に出現しており間欠性WPWである．

B：上室期外収縮2段脈時(2，4，6拍目)にデルタ波が大きくなっている．

C：上室期外収縮2段脈時(2，4，6拍目)にデルタ波が消失している．

D：心室期外収縮時(4拍目)にVA伝導(●)を認め，軽度の洞機能低下も伴い，最後は房室接合部収縮が出現．

E：Holter心電図．上室期外収縮から，上室頻拍出現．デルタ波は消失しnarrow QRS頻拍を呈している．

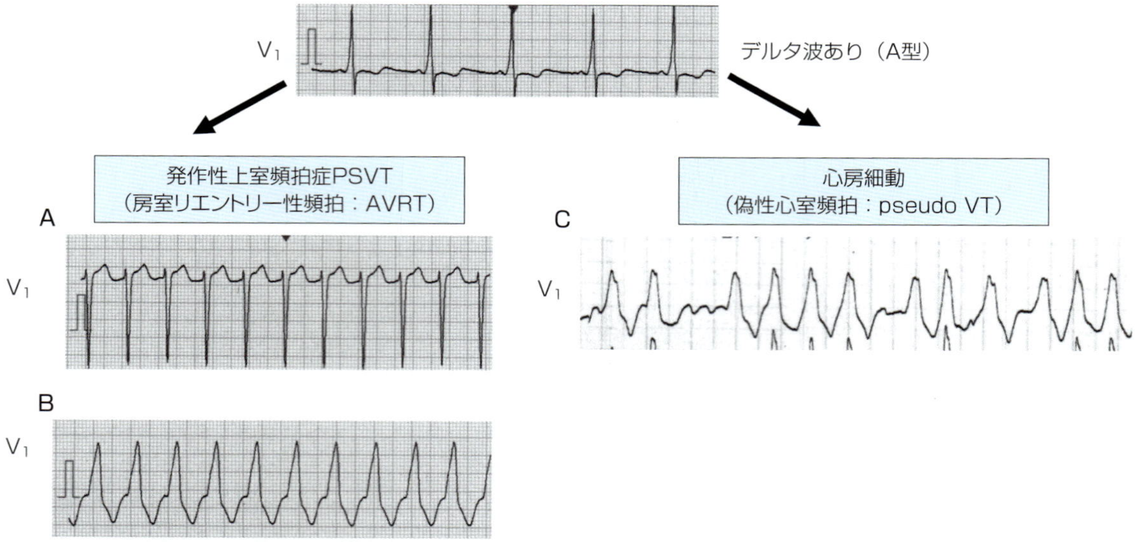

図4　WPW症候群でまず注意すべき2つの頻脈性不整脈

A：房室結節を順伝導，Kent束を逆伝導したregular narrow QRS頻拍（orthodromic AVRT）．B：房室結節を逆伝導し，Kent束を順伝導し，大きなデルタ波によるregular wide QRS頻拍（antidromic AVRT）．C：心房細動でRR不整であるが，すべてのQRS波形がKent束を順伝導し，デルタ波によりwide QRS波形となっている．
AVRT:atrioventricular reentrant tachycardia，PSVT:paroxysmal supraventricular tachycardia，Pseudo VT:pseudo ventricular tachycardia.

Question 2

WPW症候群の頻脈性不整脈として，図4のように発作性上室頻拍症（paroxysmal supraventricular tachycardia：PSVT）および心房細動を考える必要がある．

心室期外収縮時などにVA伝導があればPSVTを生じ得る．Kent束を介するPSVTは房室回帰性頻拍（atrioventricular reentrant tachycardia：AVRT）とよばれ，通常，房室結節を順伝導し，Kent束をVA伝導し，regular narrow QRS頻拍（orthodromic AVRT）となる．一方，Kent束を順伝導し房室結節をVA伝導する際には大きなデルタ波を伴うregular wide QRS頻拍（antidromic AVRT）となる．

心房細動時にKent束を伝導し，デルタ波によるwide QRSを伴えば偽性心室頻拍（pseudo VT）とよばれ，WPW症候群では心房細動を合併することも多い[1,2]．Kent束自体が不整脈器質となることがあり，上室期外収縮や心室期外収縮時のVA伝導，PSVTから心房細動に移行することもある．頻拍傾向が強い症例では心室細動への移行にも注意が必要で，最短RR間隔250 msec以下はhigh risk群とも考えられている[3]．Kent束のアブレーション後に心房細動が生じなくなることも多いが，上室期外収縮多発，心房受攻性の亢進した患者などでは心房細動が軽快しない可能性がある．本症例では高齢でもあり，左室肥大傾向を認めており，心房細動の可能性も考え，加療を行う必要がある．

Question 3

心房細動の心拍抑制で使用されるベラパミルは，Kent束の伝導性を高め[4]，デルタ波のある患者のPSVTの予防としても使用は控えることが望ましい．ジギタリスも心房細動時に心室細動になる報告もあり[5]，pseudo VT時にはメチルジゴキシンなどのジギタリス製剤，ベラパミルの使用は禁忌である．Kent束の抑制にはIa群（ジソピラミドなど）やIc群（ピルシカイニド，フレカイニドなど）が有効で，pseudo VT時のリズムコントロール，心房細動の停止・予防，またデルタ波を認めるWPW症候群でのPSVTの予防・停止目的でも使用される．また，Ia，Ic群薬は心室および上室期外収縮にも効果があり，頻拍を予防し得る．Ib

群であるメキシレチンは心房細動を含め，上室性不整脈に効果はなく，Kent束の抑制作用もないと考えられる．カテーテルアブレーションの有効性・安全性は比較的確立されており，本症例では薬剤での洞機能悪化の可能性もあり，積極的に考えるべき治療と思われる．

文　献

1）Skov MW, et al.: Electrocardiographic preexcitation and risk of cardiovascular morbidity and mortality: results from the Copenhagen ECG Study. Circ Arrhythm Electrophysiol 10:e004778, 2017
2）Chen SA, et al.: Longitudinal clinical and electrophysiological assessment of patients with symptomatic Wolff-Parkinson-White syndrome and atrioventricular node reentrant tachycardia. Circulation 93:2023-2032, 1996
3）Klein GJ, et al.: Ventricular fibrillation in the Wolf-Parkinson-White syndrome. N Engl J Med 301:1080-1085, 1979
4）Sellers TD Jr, et al.: Digitalis in the pre-excitation syndrome. Analysis during atrial fibrillation. Circulation 56:260-267, 1977
5）Gulamhusein S, et al.: Acceleration of the ventricular response during atrial fibrillation in the Wolff-Parkinson-White syndrome after verapamil. Circulation 65:348-354, 1982

ワンポイントアドバイス

- WPW症候群ではKent束とよばれる副伝導路を順伝導することでデルタ波を形成し，V_1の波形からA型（Rsパターン），B型（rSパターン），C型（QSパターン）に分類される．
- WPW症候群では，発作性上室頻拍（PSVT）と偽性心室頻拍（Pseudo VT）による頻拍をきたし得る．
- PSVTは房室結節とKent束をリエントリーする房室回帰性頻拍（AVRT）で，Kent束を室房伝導するregular narrow QRS頻拍（orthodromic AVRT）が多いが，順伝導してregular wide QRS頻拍（antidromic AVRT）となることもある．
- 心房細動時には，不規則にKent束を順伝導するため，irregularなwide QRS頻拍を呈し，偽性心室頻拍（Pseudo VT）ともよばれる．
- Kent束の抑制にはジギタリスやベラパミルではなく，Na^+チャネル遮断薬であるIa群やIc群を使用し，根治加療としてカテーテルアブレーションも検討する．

（深江学芸）

索引

和文

あ行

か行

さ行

た行

な行

T

V

W

数　字

わかる！ 読める！
心電図ガイド症例解説 Q＆A

ISBN978-4-7878-2680-0

2024 年 11 月 20 日　初版第 1 刷発行

編　　集	筒井健太
発 行 者	藤実正太
発 行 所	株式会社　診断と治療社
	〒 100-0014　東京都千代田区永田町 2-14-2　山王グランドビル 4 階
	TEL：03-3580-2750（編集）　03-3580-2770（営業）
	FAX：03-3580-2776
	E-mail：hen@shindan.co.jp（編集）
	eigyobu@shindan.co.jp（営業）
	URL：https://www.shindan.co.jp/
表紙デザイン	株式会社　オセロ
印刷・製本	三報社印刷株式会社